AF338588

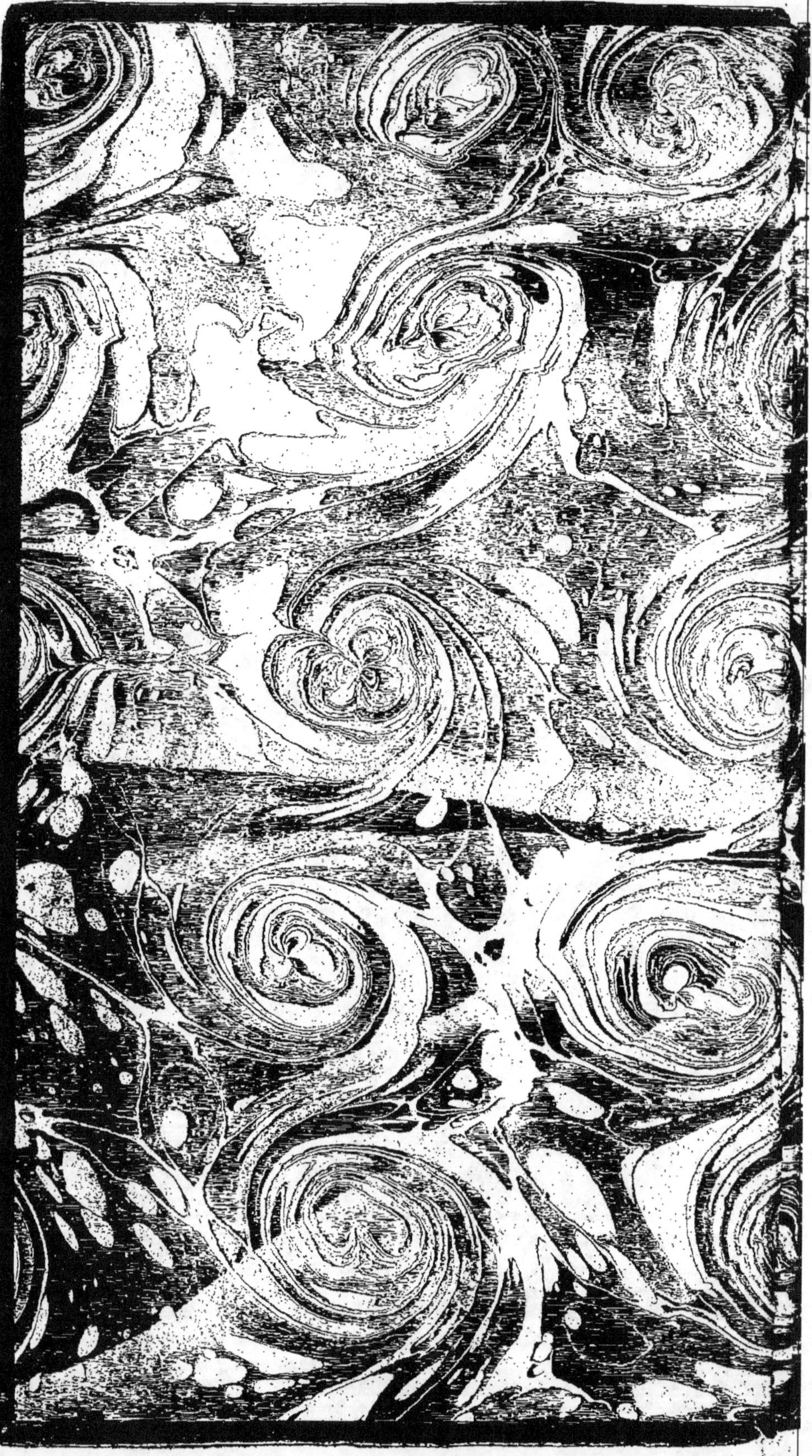

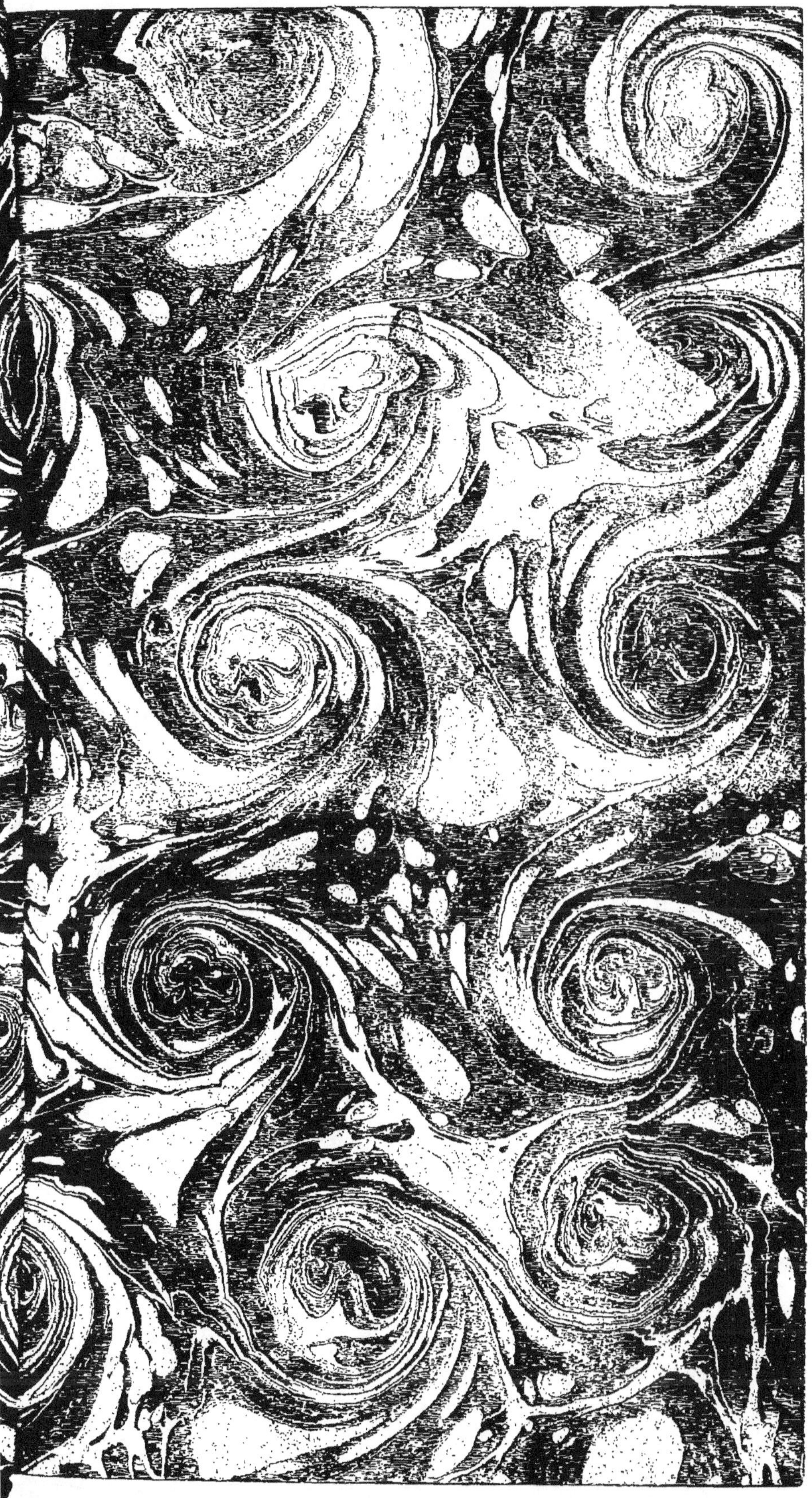

NOSOLOGIE

MÉTHODIQUE.

5635

NOSOLOGIE
MÉTHODIQUE,
OU
DISTRIBUTION DES MALADIES
EN CLASSES, EN GENRES ET EN ESPECES,

Suivant l'Esprit de SYDENHAM, & la Méthode des BOTANISTES.

PAR FRANÇOIS BOISSIER DE SAUVAGES, Conseiller & Médecin du Roi, & ancien Professeur de Botanique dans l'Université de Montpellier, des Académies de Montpellier, de Londres, d'Upsal, de Berlin, de Florence, &c.

TRADUITE sur la derniere édition latine, par M. GOUVION, *Docteur en Médecine.*

On a joint à cet Ouvrage celui du Chev. VON LINNÉ, intitulé *Genera Morborum*, avec la Traduction françoise à côté.

TOME DIXIEME.

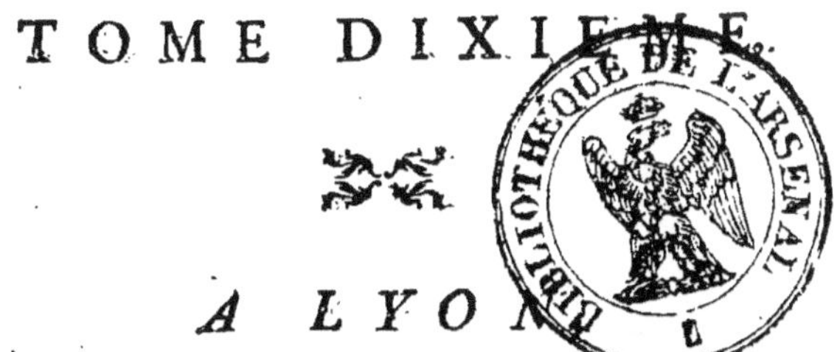

A LYON,

Chez JEAN-MARIE BRUYSET, Imprimeur-Libraire.

M. DCC. LXXII.

AVEC APPROBATION ET PRIVILEGE DU ROI.

8. 5. 9123

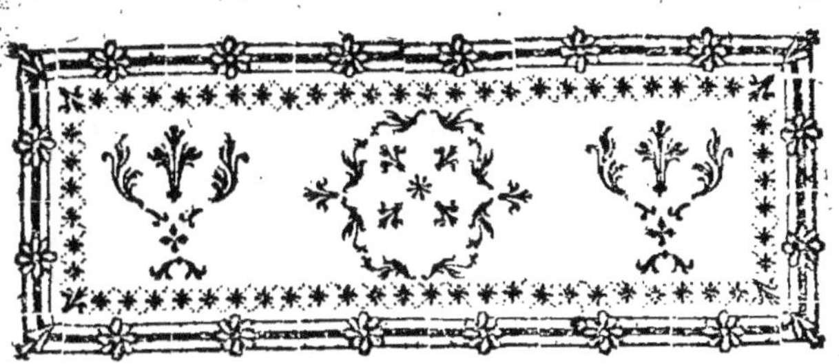

NOSOLOGIE
MÉTHODIQUE.

CLASSES ÉTIOLOGIQUES

DES MALADIES.

L'ÉTIOLOGIE de la Nosologie est la science des principes dont les maladies dépendent. Le tableau des maladies, dreffé fur l'affinité de leurs caufes & de leurs principes, s'appelle *Méthode Étiologique ;* cette méthode rapproche ou fépare les maladies, felon qu'elles dépendent de principes femblables ou différens : de là naiffent naturellement autant de claffes de maladies qu'il y a de principes divers qui les

Tome X.   A

produisent; le nombre de ces principes n'est pas déterminé; mais si nous les distinguons en ving-cinq genres différens, nous trouverons qu'il est peu de maladies qu'on ne puisse rapporter à quelqu'une de ces sources, & qu'on peut par conséquent les renfermer assez commodément sous vingt-cinq classes étiologiques. Parmi les principes des maladies, il y en a de *physiques*, quant à leur maniere d'agir; tels sont les poisons, les virus, les miasmes, &c. les autres semblent agir suivant les lois de la *mécanique* & de l'*hydraulique*, comme les tumeurs, les calculs, les vers, les conformations vicieuses, le sang, la pituite, la sérosité, les vents. Il est enfin des principes moraux, dont l'action échappe à toutes les regles de la mécanique, & dont la Psychologie peut nous aider à découvrir en quelque forte l'activité; tels sont les efforts de la nature, les spasmes, les douleurs, les passions de l'ame, &c.

Tous ces principes ne font tels, qu'autant que leur présence nous fait concevoir la possibilité des maladies; nous ne connoissons point en effet d'autre connexion entre les maladies & leurs principes ; & l'on se trompe souvent en prenant trop légérement pour principe d'une maladie, tout ce qui la précede ; de-là ce sophisme si commun en Médecine, *après cela, donc à cause de cela.*

Une connoissance exacte des symptomes, des organes qui en sont le siege, ainsi que des lois physiologiques dont dépendent les fonctions, les qualités & les excrétions ; enfin une connoissance exacte des regles physico-mathématiques qui servent à expliquer la force & l'énergie des principes des maladies, peut diriger l'esprit du Médecin dans la recherche de la vérité, & lui découvrir le vrai principe d'une maladie donnée ; nous voyons cependant qu'avec ces secours, les plus habiles Médecins se trompent tous les jours, comme le prouve la diversité de leurs opinions dans la pratique ; quelques-uns attribuent presque toutes les maladies *aux saburres* ; d'autres *à la pléthore*, ceux-ci *aux vers*, ceux-là *aux sels acides* ou *alcalis* ; il y en a plusieurs qui regardent *l'épaississement* & *l'acrimonie des humeurs*, comme le principe de toutes les maladies chroniques, au lieu que *Baglivi* les rapporte *au spasme* & à *l'atonie*, Dei-

dier *à la circulation viciée*, Schneider
à la pituite, Charles Piſon *à la ſéroſité*;
enfin *Polybe* regarde *les vents*, comme
Galien regardoit autrefois *les quatre humeurs*, & comme beaucoup des Modernes conſiderent aujourd'hui *les vices
des parties ſolides*; je veux dire, comme
l'unique ſource de preſque tous nos
maux : cependant il eſt certain qu'un
Médecin ne peut réuſſir dans le traitement d'une maladie, qu'autant qu'il
en connoît la vraie origine, comme dit
Celſe; il eſt donc très-utile & même néceſſaire de connoître la cauſe & le
principe de la maladie qu'òn traite;
mais c'eſt ici ſur-tout que l'expérience
eſt trompeuſe, & le jugement difficile.

L'*Ill. M. de Senac* a vu trente conſul-
tations faites par autant d'habiles Médecins ſur la même maladie; tous s'ac-
cordoient à l'attribuer à l'épaiſſiſſement
du ſang, & tous ſe trompoient : un anévriſme interne découvert dans le cadavre, fut généralement reconnu comme
l'unique principe de tous les ſymptomes
qu'on avoit apperçus. *Morgagni* parle
d'une erreur à-peu-près ſemblable dans
laquelle étoient tombés trois célebres

Médecins d'Italie qui voyoient enſem-
ble un malade d'une famille diſtinguée:
aucun d'eux, même dans ſes conjectu-
res, n'avoit approché du véritable principe de la maladie.

Si les hommes les mieux inſtruits des
riches découvertes que notre ſiecle a
faites dans l'anatomie, la phyſique &
la mécanique, ſe trompent à l'égard du
principe d'une maladie particuliere,
qu'ils examinent attentivement, &
qu'ils ont long-temps ſous les yeux,
que pouvoit-on attendre des Anciens,
qui enſeignoient que toutes les maladies
d'un même genre dépendoient de tel
ou tel principe; toutes les fievres tierces, par exemple, *de la bile*, toutes les
quartes *de la mélancolie*, tout catarrhe
de la pituite, tout vomiſſement *de la ſa-*
burre, toute néphralgie *d'un calcul?* Que
doit-on penſer des Auteurs modernes,
même les plus célebres, qui attribuent
toutes les maladies chroniques à l'épaiſſiſſement & à l'acrimonie des humeurs,
& qui reglent leur pratique ſur cette
théorie? L'énumération des eſpeces de
maladies que je vais expoſer, démon-
trera d'une maniere évidente, qu'il
n'eſt aucun genre de maladie, qui ne

tienne à des principes différens, & que toutes les especes d'un même genre doivent être rapportées à différens principes, & exigent par conséquent des méthodes curatives différentes. Prenons le vomissement pour exemple; quoique toutes ses especes reconnoissent la même cause, c'est-à-dire, un effort de la nature, qui, par le moyen de la contraction de l'estomac, chasse par la bouche les matieres contenues dans ce viscere ; cependant la nature est portée à exciter cette contraction, tantôt par une saburre crue, qui une fois rejetée, ne laisse après elle aucun symptome, tantôt par une saburre putride, bilieuse ou visqueuse, qui laisse souvent dans le sang, dans le foie, dans le couloir de l'estomac, des foyers qu'il faut emporter par des remedes différens; le vomissement peut être entretenu ou par l'impression durable d'un poison, ou par un ulcere qu'il faut guérir, ou par une inflammation du ventricule, que les émétiques & les purgatifs irriteroient ; ou par des vers qui ne cedent qu'à des remedes spécifiques, ou par une métastase d'humeurs excrémentitielles, telles que l'urine, le pus,

la férofité, dont il faut alors rétablir l'é-
coulement naturel; ou par une pléthore
que peuvent occafionner dans les vaiffeaux du ventricule, la fuppreffion des
regles, l'obftruction d'un vifcere voi-
fin, la trop grande quantité de nourriture de bon fuc. Le vomiffement peut
dépendre encore d'une preffion mécanique qu'exercent fur l'eftomac ou le
cartilage xyphoïde par fa dépreffion,
ou le pancréas par fon gonflement, ou
le foie par fon induration, ou même
les mufcles abdominaux dans le gaftro-
cele; je ne parle point du vomiffement
fympathique produit par un coup reçu
à la tête, ni du vomiffement marin ex-
cité par l'agitation d'un vaiffeau, ou
par les fecouffes d'une voiture, ni enfin du vomiffement hyftérique occafionné par l'antipathie, ou même par
quelqu'autre principe plus caché.

Or, fi cela eft ainfi, que devons-
nous penfer de la méthode curative que
des Auteurs d'ailleurs très-éclairés nous
propofent tous les jours dans leurs ouvrages? Ils bornent leurs vues au traitement de deux ou trois efpeces de vomiffement, relatives à autant de principes dont ils s'imaginent que ce fymp-

tome peut dépendre , comme ſi tout
vomiſſement provenoit de telle ou telle
ſaburre ; & que , pour le guérir , on dût
toujours recourir aux vomitifs & aux
purgatifs ; il eſt vrai que les anciens
Maîtres de l'Art ont été preſque tous
dans la même erreur; mais à combien
de malades cette erreur n'a-t-elle point
dû être funeſte ? Qu'y a-t-il en effet de
plus dangereux , que d'employer indifféremment les émétiques dans toute
eſpece de vomiſſement , dans le néphralgique , par exemple , dans l'ulcéreux , le phlogiſtique , l'hyſtérique, le
gaſtrocélique , le marin , &c. où on ne
peut douter que ces ſortes de médicamens deviennent de vrais poiſons ? Il
eſt donc vrai, que la doctrine des cauſes & des principes , ſi on la ſuppoſe
erronée , devient par-là même extrêmement funeſte , & que le danger augmente à proportion que l'on rapporte
un plus grand nombre d'eſpeces à l'é-
nergie du même principe ; en effet,
celui qui n'ignorant le principe que
d'une ſeule eſpece de vomiſſement ,
du néphralgique , par exemple , pref-
crira dans cette eſpece un remede émétique , n'expoſera la vie que d'un ſeul

malade ; mais s'il penfe que tout vomiffement dépend de la faburre , il fera
courir ce meme danger à autant de
malades qu'il rencontrera de vomiffemens dans lefquels l'émétique eft néceffairement funefte , ou qui exigent
des remedes tout-à-fait différens , qu'il
omet fuivant cette théorie , comme la
faignée , la limonade , les fels neutres ,
l'opium , les bains , le repos , les con-
tre-vers , l'opération de la main , &c.

Auffi n'eft-il rien de fi utile & de fi
néceffaire dans la pratique , que de connoître le principe d'une maladie donnée ; il faut donc le chercher avec d'autant plus de foin , qu'il y a plus de danger à l'ignorer , à fe tromper en l'affi-
gnant à l'aide de quelque faux fyftême.
Rien n'eft fi vifiblement abfurde , que
de prétendre parvenir à la connoiffance
de ce qui eft plus clair par le moyen de
ce qui eft plus obfcur , & de vouloir
s'élever à la certitude par la voie de
l'ignorance. Les principes d'une maladie font bien plus obfcurs que la maladie elle-même , ou que l'affemblage
des fymptomes qui la conftituent ; d'où
il fuit que la méthode étiologique , qui
part des principes & des caufes cachées

pour nous mener à la connoissance de la maladie, est fausse & érronée; il est bien plus sûr d'observer d'abord les symptomes qui tombent sous les sens, & de s'élever ensuite de là comme d'une base solide, à la découverte du principe de la maladie individuelle qu'on a observée. Parcourez tous les Auteurs scolastiques qui ont écrit sur le vomissement, vous n'y trouverez nulle part les signes ou les symptomes qui caractérisent les vomissemens gastrocélique, hystérique, gastrique, &c. ce n'est cependant que dans la description exacte & fidelle de leurs symptomes, qu'on peut puiser le diagnostic & la véritable indication curative de ces maladies, qu'on apperçoive entre les muscles de l'abdomen une tumeur circonscrite, croissant après les repas, manifestement occasionnée par la chute ou l'hernie de l'estomac; y a-t-il un jeune Médecin assez nouveau dans son Art, qui n'attribue à cette tumeur le vomissement dont le malade se plaint, & qui ne conclue que, pour le guérir, il faut remettre l'estomac en place? Mais si aucun Auteur ne l'eût instruit de l'existence, ni des signes de cette espece de vomisſement, il ne la connoîtroit pas pour le malheur du malade; & il ſeroit d'autant plus éloigné de la ſoupçonner, qu'il auroit plus de reſpect pour ſes Maîtres qui lui ont enſeigné que tout vomiſſement dépend de la ſaburre, & que le vomiſſement en général indique des vomitifs.

La diſtribution que je vais faire des maladies par claſſes étiologiques, montrera clairement qu'il n'eſt aucun genre de maladies, dont les eſpeces ne ſoient produites par des principes différens, ce qui détruira le funeſte préjugé qui établit, que toutes les maladies d'un même genre reconnoiſſent le même principe; cette diſtribution fera connoître encore qu'un ſeul & même principe peut produire des maladies différentes, ſuivant la différence des parties du corps ſur leſquelles il agit, de la force avec laquelle il exerce ſon action, du temps qu'il emploie à l'exercer, & enfin de la diſpoſition du ſujet dans qui il agit. De ſorte que le principe étant connu, il n'eſt preſque pas poſſible de déterminer la maladie qui en réſultera; & cette difficulté augmente à meſure que le nombre des

A vj

circonstances qui concourent dans la même maladie, est plus grand; parce que souvent on ne sauroit décider laquelle d'entr'elles s'éleve à la qualité de principe réel. Qu'une personne vomisse, il n'est pas aisé de prononcer si ce vomissement doit être attribué à la trop grande quantité d'alimens qu'elle a pris, ou à leur mauvaise qualité, ou à un défaut de digestion, ou à la céphalalgie dont elle est en même temps tourmentée, ou à la bile que je vois mêlée parmi les matieres qu'elle rend, ou enfin à la pléthore locale de l'estomac. Qu'est-ce qui éclaircira ce doute? La seule description exacte & fidelle des symptomes qui conviennent à chaque espece de vomissement; car quoique chaque espece, comme le vomissement gastrocélique, le marin, &c. soit dans le fait déterminée par une certaine action du principe qui lui est propre, & dont elle tire sa dénomination, il n'est cependant pas absolument nécessaire que nous connoissions la maniere dont ce principe agit dans la production de la maladie, pourvu que le caractere & l'histoire de celle-ci nous apprennent ce qu'il faut faire ou ce qu'il faut éviter.

en la traitant. Il importe , par exemple, affez peu au malade, que je fache ou que j'ignore, comment la phlogofe de l'eftomac peut exciter le vomiffement (quoique cette connoiffance ait fon utilité propre), pourvu que je fache bien que toutes les fois qu'on fe plaint en vomiffant , d'une fenfibilité extrême, de douleur, de chaleur dans la région de l'épigaftre , qu'on eft altéré, que le pouls eft fréquent & dur, que le fang fe couvre dans la palette d'une couenne épaiffe , &c. Il fuffit, pour diffiper ces fymptomes, de réitérer la faignée , d'ordonner l'eau de poulet & une diete extrêmement légere ; & que dans ce cas, l'ufage des émétiques & des purgatifs âcres feroit très-pernicieux : cependant quoique la connoiffance purement hiftorique du principe d'une maladie , fuffife ordinairement pour diriger les indications de celui qui ignore d'ailleurs la connexion de ce principe, avec les fymptomes qu'il produit ; il faut néanmoins convenir que la connoiffance philofophique de ce même principe eft beaucoup plus utile relativement à la pratique , que la connoiffance purement historique ; & plût à Dieu qu'elle fût aussi certaine !

Je me suis fait un devoir de ne faire mention d'aucune espece de maladie, qui n'eût quelque observation constante en preuve de son existence ; c'est pourquoi je les ai toutes désignées par une épithete qui sert, en quelque sorte, de témoignage à la vérité ; par exemple, quand je dis, *le vomissement urineux*, j'entend par ces mots, les vomissemens dont on trouve la description & l'histoire dans *Haller* ou dans les auteurs qu'il cite dans sa *grande Physiologie*, tom. 2. pag. 371. tels sont les vomissemens occasionnés par une néphralgie, par une ischurie, &c. Du reste, que dans ces maux l'urine reflue en effet dans le sang, & s'en sépare ensuite dans l'estomac ; c'est une question que je ne prétends point agiter. Il me suffit de savoir d'après les observations, que dans ces cas les émétiques & les cathartiques sont nuisibles, & qu'il faut combattre le vomissement avec les remedes indiqués par la néphralgie, l'ischurie, &c. C'est pourquoi je me suis fait une seconde loi de citer mes principales autorités;

afin que les commençans apprennent
à ne pas marcher ſervilement dans la
route que leur ont tracée leurs Maîtres,
comme plus courte & plus aiſée , &
qu'ils puiſſent examiner les choſes dans
leurs propres ſources, & en pourſuivre
toutes les circonſtances en détail ; afin
qu'ils ne croient pas ſur ma ſimple pa·
role , & qu'ils ne perdent pas leur
temps à deviner où j'ai puiſé ; enfin
pour qu'ils ne s'imaginent pas que
je donne comme réelles des maladies
qui ne ſont que poſſibles : ce qui arrive
tous les jours dans les écoles, où il
ſuffit qu'une maladie ait quelque poſſi-
bilité , pour qu'un Profeſſeur d'étiologie la range parmi celles qui exiſtent
réellement.

Les noms triviaux que j'emplois ici,
n'ont d'autre avantage , que d'être faciles à retenir , parce qu'ils ſont plus
courts ; car du reſte ils ne portent point
leur ſignification avec eux ; de ſorte
que pour connoître le ſens que je leur
attribue, il faut recourir à la définition
qui les accompagne , & cette remarque
doit s'étendre juſqu'aux noms mêmes
des claſſes.

La cure d'une maladie conſiſte à

faire enforte d'améliorer l'état du malade, & de le rendre, s'il eſt poſſible,
entiérement ſain. Il y a *deux ſortes de
cures*; l'une *palliative* qui conſiſte à enlever la cauſe du mal ſans toucher au
principe; l'autre *radicale* qui détruit &
la cauſe & le principe prochain.

La pathologie démontre que la cauſe
efficiente de la plupart des maladies
eſt un effort de la nature, qui tend à
corriger ou à expulſer le principe du
mal; par exemple, la cauſe du vomiſſement n'eſt autre choſe qu'un effort
de la nature, lequel conſiſte dans la
contraction anti-périſtaltique de l'eſtomac, dans le reſſerrement du pylore,
& dans la contraction ſimultanée du
diaphragme & des muſcles épigaſtri-
ques. On détruit cette cauſe en ſuppri-
mant les forces contractives, ou en
émouſſant la ſenſibilité de l'eſtomac;
mais cette cure n'eſt que palliative,
infidelle le plus ſouvent, ou inutile,
ou ſeulement momentanée: c'eſt ainſi
que dans le choléra occaſionné par un
poiſon, nous ſuſpendons prophilacti-
quement le vomiſſement par le moyen
des narcotiques.

Le *principe prochain* d'une maladie

eſt ce qui détermine immédiatement la nature à produire cette maladie, ainſi un poiſon avalé eſt le principe prochain du vomiſſement ou du choléra, en tant que nous comprenons que la nature qui veille toujours à la conſervation de la ſanté, avertie par l'action de ce poiſon ſur l'eſtomac, met en mouvement tous les organes qui peuvent en procurer l'expulſion ; la cure radicale eſt donc celle qui éloigne ou corrige le principe matériel & prochain de la maladie.

La nature & l'art emploient, pour guérir les maladies, quatre moyens différens, ſavoir les *diététiques*, les *gymnaſtiques*, les *chirurgiques* & les *pharmaceutiques* ; il eſt donc deux eſpeces de cures, l'une *naturelle*, l'autre *artificielle*, dont le concours mutuel rétablit la ſanté, ou ſoulage le malade.

Les moyens diététiques conſiſtent dans une nourriture & une boiſſon convenables à la guériſon de la maladie ; par exemple, dans les maladies bilieuſes, accompagnées d'ardeur, de ſoif, &c. comme ſont la tritéophie, le cauſus, &c. on preſcrit tout ce qui peut rafraîchir, délayer, émouſſer la bile ; comme l'eau froide , la limonade, les crêmes d'avoine, celles d'orge, les fruits acides, les fruits doux ; & la nature eſt ici parfaitement d'accord avec l'art pour en conſeiller l'uſage ; de là cette averſion pour la viande, pour tout ce qui eſt âcre , chaud ou ſec ; de là cette ſoif ou ce déſir des choſes qui peuvent rafraîchir ou délayer.

Les moyens gymnaſtiques conſiſtent dans le repos ou l'exercice de l'eſprit & du corps, au milieu d'une atmoſphere convenable ; la foibleſſe & la laſſitude inſéparables des maladies accompagnées d'une fievre aiguë , exigent une ſituation horizontale, laquelle conſerve le réſidu des forces , dont la plus grande partie eſt néceſſaire pour mouvoir le cœur, pour corriger & expulſer le principe morbifique : le lit dans lequel repoſe le malade doit être mollet, & l'air qu'il reſpire tempéré ; de ſorte qu'il ne ſoit ni trop chaud ni trop froid, & ne puiſſe point troubler la tranquillité dont l'ame a un ſi grand beſoin dans ces maladies.

Les moyens chirurgiques conſiſtent dans des actions toutes mécaniques : ce ſont de pareils moyens que la nature emploie, 1°. lorsqu'elle se débarrasse de ce qui peut lui nuire, comme d'un fœtus mort, des matieres fécales, ou d'autres matieres excrémentitielles, dont le séjour dans le corps deviendroit nuisible, & lorsqu'elle délivre les organes de ce qui les blesse, la vessie, par exemple, de ses calculs, les parties abscédées de leur pus, les premieres voies de leur saburre ; 2°. lorsque dans les hémorragies elle donne issue par la rupture des vaisseaux, au sang qui la surcharge, ou qu'elle sépare du tronc un membre gangréné ; 3°. lorsqu'elle consolide les plaies, qu'elle déterge les ulceres, comme on l'observe tous les jours dans les animaux ; de sorte, qu'à proprement parler, la Chirurgie n'est qu'imitatrice de la nature.

Enfin les moyens pharmaceutiques consistent dans les médicamens employés à propos ; leurs molécules, après avoir été dissoutes, peuvent, par leur cohésion avec les parties solides ou fluides de notre corps, faire naître en nous des changemens salutaires : parmi les médicamens, les uns se bornent simplement à corriger la matiere peccante, & on les nomme *altérans* ; les autres,

en la corrigeant, follicitent en même
temps fon expulfion, & on les défigne
fous le nom d'*évacuans*. La nature feule
guidée par un inftinct fingulier cherche
fur-tout dans les animaux, les remedes
qui lui conviennent ; mais le Médecin
aidé en même temps par les lumieres
de fon Art & par celles de fa raifon,
connoît les médicamens avec plus de
certitude & en beaucoup plus grand
nombre.

Tous ces moyens ne font falutaires,
qu'autant qu'ils changent en mieux l'é-
tat morbifique du corps humain ; donc,
pour qu'ils foient employés à propos
par un Médecin dogmatique, il faut
que cet état lui foit parfaitement connu, ainfi que l'énergie des moyens propres à l'améliorer. Autrement l'emploi
qu'il fait de ces moyens eft aveugle,
ou, comme on dit, empirique.

Il y a des maladies dont les principes
prochains font très - obfcurs : telles
font les maladies délétaires, les venimeufes, les virulentes, les miafmatiques, les éruptives, les intermittentes ; mais, grace à la divine Providen-
ce, nous connoiffons plufieurs médicamens doués d'une énergie finguliere,

& d'une vertu fpécifique pour détruire plufieurs de ces maux ; on les appelle *antidòtes*, tel eft le quinquina contre les maladies intermittentes, tel le mercure contre les maux vénériens, mais leur maniere d'agir eft pleine d'obfcurité pour nous.

Il y a des maladies dont les principes prochains, tombant fous les fens, agiffent d'une maniere qui nous eft affez connue ; telles font les maladies humorales, par exemple, les fanguines, les pituiteufes, les féreufes, dont les principes paroiffent agir fuivant les regles de l'hydraulique ; au lieu que les principes d'autres maladies, telles que les acrimonieufes, les purulentes, les phlogiftiques, exercent leur action conformément aux lois de la Phyfique & de la Chimie. Les principes des maladies organiques, traumatiques, emphractiques, calculeufes, vermineufes, agiffent fur nous d'une maniere vraiment mécanique, ainfi que la plûpart des remedes qu'on leur oppofe, & qu'on tire le plus fouvent de la Chirurgie ; mais de toutes ces maladies, celles dont les principes paroiffent les plus obfcurs, ce font les fpafmodi-

ques, les maladies d'atonie & les maladies morales ; auſſi ne les guérit-on
que très-difficilement par des ſecours
partie empiriques, partie philoſophi-
ques ou moraux, tels qu'on emploie
dans l'affection hyſtérique, dans l'hypocondrerie, la mélancolie, la manie, &c.

Outre les remedes antidotes & ſpé-
cifiques contre certaines maladies, tels
que le mercure, par exemple, contre
la gale, la vérole, l'hydrophobie ; le
quinquina contre les fievres intermittentes ; le muſc, le camphre, le caſto-
reum, contre l'affection hyſtérique &
le ſpaſme, il y en a d'autres que l'on
croit ſalutaires à certaines parties du
corps, & que les Anciens ont appellés
pour cela, *ophtalmiques, étiques, céphaliques, cordiaux, torachiques, hépatiques,
&c.* On avoit raiſon, en conséquence
de cette opinion, de ranger les maladies ſuivant la méthode anatomique,
afin que le ſiege du mal étant une fois
connu, on trouvât plus facilement le
remede ſpécifique qui lui convenoit ;
mais quoique les céphaliques, les aromatiques, les nervins, les ſpiritueux,
à raiſon de leur légéreté ſpécifique,

qui leur donne plus d'affinité avec le
fluide nerveux & la substance du cerveau, agissent sur les nerfs & sur cette
substance plutôt que sur d'autres parties, comme nous voyons que les cantharides le font par rapport à l'urine
& aux voies urinaires, & les béchiques par rapport à l'humeur bronchi-
que & les poumons; il ne s'ensuit pas
cependant qu'en connoissant le siege
de la maladie, on connoisse par là même le genre de médicament qui lui convient; en effet des maladies qui tiennent à des principes très - différens,
peuvent établir leur siege dans la même
partie, comme nos classes le démon-
treront; c'est ainsi que la tête est indifféremment le siege des maladies qui
ont pour principes, des poisons, des
virus, des miasmes, le sang, la sérosité, la pituite, une obstruction, une
plaie, &c. il n'y a donc point de genre
de médicament qui ne soit indiqué quelquefois par des maladies qui siegent
dans la même partie, & autant les céphaliques sont utiles dans les maladies
séreuses & pituiteuses de la tête, autant ils sont nuisibles dans les maladies
phlogistiques, bilieuses, purulentes de

cette même partie. Les efforts de la
nature étant la cauſe du plus grand nombre des maladies, & la nature agiſſant
contre la matiere morbifique tantôt
avec trop de lenteur, tantôt avec trop
de vigueur, il eſt évident que les remedes les plus uſités, parce qu'ils ſe rap-
portent immédiatement à cette cauſe
preſque univerſelle de tous nos maux,
doivent être ou des *calmans*, tels que
les anodins, les narcotiques, qui moderent les efforts trop impétueux de la
nature, ſoit en émouſſant le ſentiment,
ſoit en réprimant les forces motrices;
ou des remedes *ſtimulans*, qui en ré-
veillant le ſentiment, en picotant les
fibres nerveuſes & les mettant en mouvement, ſont capables de relever les
forces de la nature quand elles ſont
engourdies, de les ſoutenir quand elles
s'abattent, & de les aiguillonner en
quelque ſorte quand elles ſe ralentiſ-
ſent; cette vertu ſtimulante eſt commune à tous les remedes altérans chauds,
tels que les céphaliques, les cordiaux,
les ſtomachiques, le ſinapiſmes, &c.
& à preſque tous les évacuans, comme les émétiques, les cathartiques, les
emménagogues, avec cette différence,
que

que les altérans fortifient pour l'ordinaire, au lieu que les évacuans irritent
la nature par leurs aiguillons, & l'affoiblissent par les évacuations qu'ils excitent, à moins qu'elle ne soit accablée
sous le poids des humeurs dont ils l'en-
gagent à se délivrer.

Dans le traitement de toutes les maladies, il faut avoir beaucoup d'égard
à la puissance motrice & au degré de
ses forces actuelles; car ne pouvant y
avoir aucun changement dans le corps
qui ne soit l'effet du mouvement, &
par conséquent des forces motrices,
dont le principe est toûjours la nature
ou la liberté, il s'ensuit que la guérison,
qui est un changement, ne peut être
opérée qu'à l'aide des forces de la nature; le Médecin doit donc être attentif
à conserver ces forces, en réparant par
la nourriture celles qui se perdent, &
en empêchant qu'il s'en fasse une dé-
pense inutile, ce qu'on obtient par la
tranquillité de l'esprit & du corps, mais
sur-tout par le sommeil : les secours
diététiques & gymnastiques doivent
donc être employés principalement à
la conservation des forces, & on ne
doit les négliger dans aucune maladie;

Tome X. B

mais les bornes que nous nous sommes prescrites, ne nous permettent pas de les indiquer en détail dans chacune de nos classes étiologiques.

Il suffira de remarquer qu'il n'est presqu'aucun genre de moyens de guérison, qui ne puisse concourir avec les autres à la même vue curative, dans quelque classe ou même dans quelque genre de maladie que ce soit; ainsi lorsqu'on veut stimuler & réveiller les forces, non-seulement on peut employer les médicamens cordiaux, céphaliques, toniques, ou les frictions seches & chaudes qui sont des moyens chirurgiques; mais on peut aussi se servir des secours gymnastiques, tels que le mouvement musculaire, la veille, les passions de l'ame; ou des secours diététiques, tels que les boissons fermentées, le vin, le café, le chocolat & les nourritures assaisonnées d'aromates; il faut entendre la même chose des différens moyens propres à calmer, c'est-à-dire, capables de produire des effets opposés.

SOMMAIRE

DES CLASSES ÉTIOLOGIQUES.

1. M*Aladies venimeuses.* Elles font produites par un poison animal, fossile ou végétal : on appelle *poisons*, les corps fensibles, qui, à une très-petite dose, & par l'action de leurs principes phyfiques, peuvent faire naître dans notre corps des changemens dangereux, tels font l'arfenic, le fublimé corrofif, &c.

2. *Maladies virulentes.* Elles different des maladies venimeufes, en ce que la matiere morbifique, qui en eft le principe, ne vient pas de dehors, comme dans les venimeufes, mais qu'elle s'engendre dans notre propre corps, ou dans celui d'un autre animal, qui nous la communique ; tels font les virus fyphilitique, hydrophobique, &c.

3. *Maladies éruptives.* Elles font occafionnées par une matiere exanthémateufe qui ne fort point, ou qui fort difficilement, ou qui rentre après être fortie ; telle eft la matiere de la petite

vérole, de la rougeole, de la gale, des dartres, &c. ces maladies different des virulentes par les puſtules & les taches qu'elles font naître ſur la peau.

4. *Maladies métaſtatiques.* Elles ſont produites par le tranſport ou la répercuſſion d'une matiere morbifique dans une autre partie du corps, où elle occaſionne une maladie proprement dite; au lieu qu'elle ne produiſoit qu'un ulcere, une tumeur, ou un autre vice pareil dans la partie qu'elle attaquoit en premier lieu; c'eſt en quoi les maladies métaſtatiques different des éruptives.

5. *Maladies intermittentes.* Elles ſont produites par la matiere des fievres rémittentes ou intermittentes; on doit comprendre dans la claſſe de ces maladies non-ſeulement les fievres dont nous venons de parler, mais auſſi toutes les maladies qui, quoiqu'exemptes de pyrexie, ſont cauſées & entretenues par la même matiere fébrile.

6. *Maladies miaſmatiques.* Elles ſont cauſées par des miaſmes, c'eſt-à-dire, par des corpuſcules délétaires, inſenſibles, répandus dans l'air, ou qui s'exhalent des endroits où ſe trouvent

des mines de foufre , des cloaques,
des marais ; telles font prefque toutes
les maladies épidémiques , & quelques-
unes des fporadiques.

Les maladies dont nous venons de
parler , reconnoiffent pour principe
une matiere extrêmement fubtile &
déliée , capable de produire dans notre corps les plus grands ravages d'une
maniere qui nous eft entiérement in-
connue. Celles qui fuivent font occafionnées par des humeurs qui pechent
le plus fouvent par la *quantité*, telles
font le fang , la bile , la férofité , la
pituite , le lait , l'air intérieur ; ou par
des humeurs qui nuifent , principalement par leur qualité , telles font les
humeurs âcres , le pus , les faburres.

7 *Maladies phlogiftiques.* Ces maladies , qui font le plus fouvent accompagnées d'une pyrexie aiguë , de foif,
&c. font ainfi nommées par la préfence d'une chaleur confidérable , foit
interne foit externe , qui les accompagne , ou qui en eft le principe ;
telles font la tritéophye ardente , la
pleuréfie pure , l'inflammation des
reins.

8. *Maladies fanguines.* Elles font oc-

caſionnées par une pléthore vraie ou apparente, telle eſt l'hémoptyſie pléthorique, &c.

9. *Maladies bilieuſes.* Elles font l'effet de la quantité exceſſive, de l'épanchement & de l'acrimonie de la bile; telles font la tierce bilieuſe, le colera-morbus ſpontané, &c.

10. *Maladies de ſaburre.* Elles font produites par des ſucs viciés, acides, alcalins, neutres, nichés dans les premieres voies; tels font le vomiſſement cauſé par la ſaburre, la fievre ſynoque, la fievre typhode, &c.

11. *Maladies pituiteuſes.* Elles font occaſionnées par une humeur ou par un ſang épais, viſqueux, ténace, muqueux: celles qui dépendent d'un ſang épais & ſec à la fois, font appellées le plus ſouvent *mélancoliques*, ſi elles font en même temps morales.

12. *Maladies catarrhales.* Elles font cauſées par le froid & par l'arrêt de la tranſpiration; telles font le rhume, le coriza, &c.

13. *Maladies laiteuſes.* Elles font produites par la ſuppreſſion du lait & par la ſurabondance dans la maſſe du ſang, telle eſt l'éphémere laiteuſe.

14. *Maladies féreufes.* Elles font oc-cafionnées par la furabondance de la férofité , c'eft-à-dire, de la partie aqueufe du fang : telles font l'anafar-que , l'hydropifie de poitrine , &c.

15. *Maladies venteufes.* Elles font caufées par l'élafticité de l'air contenu dans l'intérieur du corps ; telles font la colique venteufe, la tympanite , &c.

16. *Maladies purulentes.* Elles recon-noiffent pour principe le pus , un ul-cere ou une carie ; telles font la phthi-fie , l'étifie.

17. *Maladies acrimonieufes.* Elles dépendent de quelqu'acrimonie de la maffe du fang , foit qu'elles foient exemptes de virulence, comme la foif exceffive, *polydipfia* ; foit qu'elles re-connoiffent un virus héréditaire, com-me la phthifie , la goutte.

Outre les maladies humorales, il en eft d'autres dont les principes font mé-caniques, mais folides ; tels font les vers, les calculs , les tumeurs , les hernies, les corps capables de détruire l'union des parties , &c.

18. *Maladies organiques.* Elles dépen-dent d'un vice fenfible dans la pofition ou la figure des organes ; telles qu'une

hernie, une luxation; du nombre de ces maladies font la paffion iliaque oc-cafionnée par un entérocele, l'obfcu-rité de la vue produite par la chute des paupieres, &c.

19. *Maladies traumatiques.* Elles dif-ferent des maladies organiques en ce qu'elles font l'effet d'une plaie, d'une fracture, d'un coup, d'une contufion, d'une commotion, en un mot, de la féparation des parties qui étoient unies entr'elles; tel eft l'affoupiffement caro-tique occafionné par une fracture du crâne.

20. *Maladies d'obftruction.* Elles font caufées & entretenues par une obf-truction chronique des vaiffeaux, ou d'autres conduits exempts d'inflámma-tion; telle eft la paffion iliaque pro-duite par un calcul, tel le vice de la voix occafionné par un polype.

21. *Maladies vermineufes.* Elles recon-noiffent pour principes des infectes, des vers, &c. telles font les convul-fions, les vomiffemens excités par des vers.

22. *Maladies calculeufes.* Elles font produites par des concrétions pierreu-fes; telles font la néphralgie calcu-leufe, l'hépatalgie calculeufe.

Il y a enfin des maladies dont les principes prochains n'ont le plus souvent rien de matériel, quoiqu'ils soient eux-mêmes produits par d'autres principes matériels ; tels font les spasmes ou les contractions des muscles & des membranes ; telle est l'atonie , c'est-à-dire , le relâchement, la foiblesse de ces mêmes parties ; telles font enfin les désirs effrénés ou les aversions violentes de l'ame , qu'on désigne fous le nom de *passions*.

23. *Maladies spasmodiques*. Elles font l'effet de la convulsion hystérique ou hypocondriaque des muscles , excitée par la sensibilité excessive, par la douleur, l'érétisme des nerfs ; telles font l'affection hystérique , l'épilepsie occasionnée par une passion de l'ame , &c.

24. *Maladies d'atonie*. Elles dépendent du relâchement , de la foiblesse , de l'inanition , &c. des nerfs , des fibres, des vaisseaux & des muscles ; telle est la chute du fondement.

25. *Maladies morales*. Elles ont leur fource dans l'erreur , dans l'aversion , l'antipathie , la cupidité & les autres affections de l'ame.

Il n'est pas aisé de fixer les limites

de chacune de ces classes , puisque chacun peut, suivant la théorie qu'il a adoptée , leur donner des bornes différentes de celles que j'assigne avec la plupart des modernes ; d'ailleurs le plus grand nombre des maladies dépend de la combinaison de plusieurs principes ; la fievre intermittente, par exemple, dépend du spasme , dans son frisson ; de la phlogose & de l'obstruction des vaisseaux , dans sa chaleur ; de l'atonie dans sa déclinaison. Mais s'agit-t-il d'assigner le principe vraiement morbifique & caractéristique de la fievre intermittente ? Il est certain que ce principe consiste dans une matiere morbifique d'un genre particulier, qu'on doit détruire par le moyen des remedes spécifiques , c'est-à-dire, des fébrifuges, comme l'on détruit les poisons par le moyen des antidotes.

Ceux qui voudront connoître d'une maniere plus claire & plus distincte l'analogie qui regne entre différentes maladies relativement au principe qui leur donne naissance, & à la méthode curative qui leur convient, n'ont qu'à examiner avec attention , dans notre Nosologie , l'histoire de chacune de

ces maladies, & comparer enfemble
différentes efpeces d'une même claffe;
ils verront que plufieurs maladies très-
différentes ont leur fource dans le
même principe. Par exemple, quoique l'apoplexie fanguine foit une maladie exempte de fievre, accompagnée d'un affoupiffement profond &
d'une immobilité générale, & que le
fynoque fanguin au contraire foit une
maladie fébrile exempte d'affoupiffement, on ne peut cependant pas douter que d'une & l'autre ne foient l'effet
de la pléthore, & qu'elles n'exigent
par conféquent l'une & l'autre une
diete très-légere & les remedes propres à diminuer la quantité du fang;
il en eft de même de la cardialgie &
de la convulfion occafionnées par une
matiere vermineufe, ou par des vers
nichés dans les premieres voies; quoiqu'effentiellement différentes entr'elles
ces deux maladies ont quelques fymptomes communs, & exigent l'une &
l'autre l'ufage des cathartiques, des
émétiques & des anthelmintiques.

CLASSE PREMIERE.

MALADIES VÉNIMEUSES;

Morbi venenatii

LES poisons font fossiles, végétaux, ou animaux; parmi les premiers les uns font naturels; comme le cobalt; les autres artificiels, tels que les arsénics blanc, jaune & rouge, dont le cobalt est la mine; les préparations d'antimoine, sur-tout les émétiques, le vin d'antimoine, le foie d'antimoine, le foufre doré, le fafran des métaux, la poudre d'algaroth, &c. les préparations mercurielles, comme le fublimé corrofif, le précipité verd, le turbith minéral, &c.

Les empoifonneurs fe fervent le plus fouvent de l'arfenic blanc, ou du fublimé corrofif; les autres poifons employés dans une bonne vue par les Empiriques ignorans, ne font pas moins dangereux.

On obfervera que tous ces poifons ne font tels qu'autant qu'ils peuvent, fous un petit volume, faire naître des révolutions dangereufes dans le corps de l'homme, lorfque par malice ou par imprudence on les fait prendre à une dofe un peu trop forte ; au lieu que ces mêmes fubftances prifes à une moindre dofe, après avoir fubi des préparations convenables, deviennent, dans certaines maladies & pour certains fujets, des remedes héroïques & pleins d'énergie, fans en excepter même le fublimé corrofif le plus puiffant de tous les poifons. Il arrive très-rarement qu'on s'empoifonne avec les différentes éfpeces de vitriol, avec le lapis lazuli, avec le verd-de-gris, à moins qu'on ne fe ferve de vaiffeaux de cuivre couverts de rouille ; il eft beaucoup plus ordinaire de s'empoifonner avec des poifons lents, mais très-pernicieux, tels que les préparations de faturne, comme la cérufe, le fucre de faturne, la litharge, les vaiffeaux de cuifine enduits de plomb & rongés par quelque acide : tous ces poifons font aftringens & font naître la rachialgie. On peut auffi mettre de ce nombre la chaux vive & corrofive du marbre.

Le cobalt & tous les arfenics font corrofifs & feptiques : pris intérieurement ils produifent le colera-morbus, la cardialgie & une mort prompte ; leur action eft beaucoup plus lente lorfqu'on les prend en légere décoction ; ce n'eft, qu'après plufieurs mois ou même plufieurs années , qu'ils font naître la fievre hectique , l'étifie , des dyffenteries mortelles. Peut-on déterminer le temps précis où certains poifons produiront leur effet meurtrier ? Il n'y a , je crois , aucune perfonne éclairée qui foit dans cette opinion.

L'arfenic blanc , qui eft auffi clair que le criftal , auffi pefant qu'un métal , acquiert par fon mélange avec le foufre , une couleur jaune & rouge ; il eft peu diffoluble dans l'eau ; fa fumée, lorfqu'il eft enflammé, repand une odeur d'ail ; fa faveur n'eft point défagréable , fur-tout au premier moment ; il doit toute fa force & fon énergie à l'union du régule de cobalt avec un fel arfenical d'une efpece particuliere. Si l'on en croit *Juncker*, toutes les mines de métal ou de demi-métal contiennent une matiere arfenicale ; on conçoit de la pourquoi ceux qui creufent les mines, qui fondent les métaux, font fujets à la rachialgie, aux convulfions, &c.

Le fublimé corrofif eft un fel qui réfulte de la combinaifon chimique de l'acide marin avec le mercure : celui-ci, lorfqu'il eft pur, eft tout-à-fait doux, & n'a aucune des qualités d'un poifon, quoi qu'en ayent dit les anciens ; au lieu que les acides marin, nitreux & vitriolique font des poifons brûlans & corrofifs, qui acquierent quelquefois, par leur union avec les métaux, un nouveau degré de force & d'énergie. Le fublimé appliqué extérieurement fait naître des efcarres ; pris intérieurement il occafionne le crémafon, la cardialgie, le colera-morbus, la paffion iliaque, la dyffenterie, la convulfion, la mort ; ces effets font d'autant plus prompts, que la dofe du fublimé eft plus forte, & le fujet plus délicat : un feul grain de ce poifon peut mettre la vie en danger, à moins que l'eftomac farci d'huile, de lait ou de graiffe fondue ne le rejette auffi-tôt par le vomiffement, comme font les Charlatans pour faire valoir davantage leurs antidotes auprès du vulgaire ſtupide. Le ſublimé corroſif & les autres poiſons foſſiles acquierent - ils plus de douceur par l'addition ou la déflagration de l'eſprit de vin, que par leur diſſolution dans l'eau pure ? C'eſt ce qu'on peut révoquer en doute d'après les expériences de *Bona*, Médecin Italien, qui emploie contre les maladies vénériennes le ſublimé corroſif diſſous dans l'eau pure, à la doſe d'une cuillerée d'eau, contenant la ſixieme partie d'un grain de ſublimé.

Les poiſons mercuriels & antimoniaux pris intérieurement, occaſionnent la nauſée, la cardialgie, le vomiſſement, la diarrhée, le colera-morbus, le météoriſme, la dyſſenterie, &c. les poiſons cuivreux & vitrioliques, produiſent à la même doſe de pareils effets, mais dans un moindre degré d'intenſité.

Les maladies métalliques, ſont celles qui ſont produites par des poiſons métalliques, comme le mercure, le plomb, le cuivre, le cinabre; telle eſt la rachialgie & toutes les maladies rachialgiques auxquelles ſont ſujets les Peintres, les Plombiers, les Miroitiers, ceux qui creuſent les mines, &c.

*Maladies produites par les substances arse-
nicales & par les préparations émeti-
ques d'antimoine, de mercure.*

* Cardialgie 2.
 Vomissement 8.
 Passion iliaque 14.
 Etisie 18.
 Colera-morbus 4.
 Esquinancie 11.

Le cuivre, le verd-de-gris, les vitriols
produisent ces mêmes maladies, & en
outre

L'hépatalgie 5.

Le plomb, le mercure, le sucre de
Saturne, les mines métalliques font
naître

La rachialgie 3.
Le tremblement 5.
La paralysie 2 & 20.
Le bégaiement 7.
L'hémiplégie 17.
La paraplexie 5.
L'asphyxie 2.
Le rhumatisme 10.

---

* Les chiffres 2, 8, 14, &c. placés à côté des
noms des maladies, désignent l'espece de chacune
de ces maladies : ainsi *cardialgie 2, vomissement 8,*
&c. signifient la seconde espece de cardialgie, la
huitieme espece de vomissement, &c.

La céphalalgie 13.
L'afthme 12.
La péripneumonie 12.
L'orthopnée 12.

Parmi les poifons végétaux, les uns font âcres, corrofifs, capables d'exciter l'inflammation; tels font les champignons venimeux, quelques efpeces d'agaric, prefque toutes les renoncules, fur-tout celle qu'on appelle la *fcélérate*, les anémones; toutes les efpeces d'euphorbe, la coloquinte; toutes les efpeces d'œnanthé, & fur-tout l'œnanthé fiftuleufe & celle à feuilles de ciguë, l'hippomane ou mancenillier, le cerfeuil velu : ces végétaux pris intérieurement, font naître

La cardialgie 2.
La colique d'eftomac 4.
L'inflammation d'eftomac 3.
Le vomiffement 8.
Le colera-morbus, 2, A, B.
La rachialgie 1.
Le rhumatifme caufé par la fabine.
La difficulté d'avaler.
Le météorifme 4.
La convulfion 7, 8.
Le tremblement 4.

Le tic 18.

L'ecclampſie 12, 13, 14.

Le hoquet 3, 6, 7.

La fievre typhode 9.

La quotidienne continue 11.

La fievre éryſipélateuſe 3, 7.

L'avortement cauſé par la ſabine.

L'avortement cauſé par l'adhatoda fauſſement appellé *noyer de Ceylan.*

Il y a d'autres végétaux, qui pris intérieurement, cauſent une eſpece de démence, de folie, d'ivreſſe ; & qui ſont narcotiques à une doſe plus conſidérable, tels ſont l'opium, les différentes eſpeces de ſtramonium, comme l'endormie, la pomme épineuſe & le métel, la bella dona, la juſquiame blanche, la juſquiame noire, le phyſalis ſomnifere, le narciſſe, le ſafran, l'ivraie, la grande & la petite ciguë, le ſolanum des jardins, la fumée des charbons, la vapeur de la dentelaire.

Délire 1, 2, 3, 4, 5.

Vertige 6.

Oubli 7.

Léthargie 3.

Aſphyxie 2.

Bévue 10.

Démence 3.
Aſſoupiſſement carotique 10, 14.
Paraplexie 5.
Difficulté d'avaler 11.

Il y a enfin des végétaux dont les vertus ſont tout-à-fait ſingulieres ; la ſemence de raphaniſtrum mêlée dans le pain avec le ſeigle, produit l'eſpece de convulſion appellée *raphania*; l'uſage du ſeigle ergoté fait naître la gangrene ſeche & la ſtupeur; l'uſage du gramen oſſifrage jette dans l'aſthénie ou l'épuiſement; les champignons venimeux produiſent la jauniſſe ; le café, le tremblement; la renoncule ſcélérate, le ris ſardonique; enfin l'odeur des ſantals occaſionne la quotidienne continue *bouffonne*; le manihoc, la fievre typhode, le ſumac l'éclampſie.

Faim canine 6.
Piſſement de ſang 3.
Jauniſſe 4.
Gangrene ſeche 1.
Epuiſement 9.
Engourdiſſement 4.
Hoquet 7.
Tic 18.
Convulſion 7, 8.

Ictere rouge 3 , 4.

Quotidienne continue 17.

Fievre maligne 9.

Les animaux venimeux sont beaucoup moins communs, qu'on ne croit vulgairement ; il faut exclure de ce nombre beaucoup d'especes de poifsons, la torpille , par exemple , le *gymnotus tremulus*, de même que la vive ou le *trachinus* de *Rondelet*, la scorpene , la raie dont les piqûres sont purement mécaniques, leurs aiguillons n'insinuant dans la plaie aucune liqueur venimeuse ; mais on doit regarder comme poisons les œufs du brochet & du barbeau pris intérieurement , ils occasionnent le colera-morbus ; le foie du chien de mer occasionne ainsi que les moules , dans quelques circonstances que j'ignore , la fievre éryfipélateuse ; enfin le lievre marin (*tethys leporina Linnæi*) & la méduse ont quelque chose de venimeux.

Nous ne connoissons aucun oiseau, aucun quadrupede, qui soit naturellement venimeux ; mais tous sont sujets à l'hydrophobie acquise , & leurs morsures , lorsqu'ils sont transportés d'une violente colere , peuvent devenir venimeufes; l'écureuil, le chat, l'homme même en ont donné des exemples.

Quant aux infectes, il y en a un grand nombre dont les piqûres font venimeufes, telles font les abeilles, les guêpes, les coufins dont les aiguillons fiftuleux répandent dans la plaie une liqueur âcre; quelques-uns regardent les araignées & les fcorpions comme des infectes venimeux; mais plufieurs perfonnes font dans le doute à cet égard; il y a même des Modernes qui prétendent que la tarentule n'a rien de venimeux : le lievre marin & la méduse doivent être rangés parmi les zoophytes & non parmi les poiffons. Les cantharides & le fcarabée du mois de Mai, font des infectes vraiment venimeux & véficatoires, ainfi que les fourmis, fuivant *le Journal de Méd. Septembre 1762.*

Il nous refte à parler des amphibies, parmi lefquels le crapaud, la falamandre & le lézard n'ont rien de venimeux, quoi qu'en difent les Charlatans; tous les ferpens de notre pays, fi l'on en excepte la vipere, font de même exempts de venin; mais on trouve dans l'Amérique & dans l'Afrique un grand

nombre d'amphibies très - venimeux :
on trouve auſſi dans la France Septen-
trionale & dans la Suede, le *cherſea* &
l'aſpic; la vipere de notre pays eſt le
coluber berus de *Linné*, dénomination
qui la diſtingue de la vipere d'Egypte.

Tarentiſme 1.
Hydrophobie 1.
Péripneumonie 10.
Phrénéſie 8 , 14.
Colera-morbus 5.
Vomiſſement 5.
Aſthme 4.
Cardialgie 10.
Ictere noir 2.
Ictere rouge 4.
Jauniſſe 4.
Piſſement de ſang occaſionné par
   les cantharides.
Priapiſme 1.
Inflammation de la veſſie 1.
Goutte 14.
Fievre éryſipélateuſe 10.
Syncope 10.
Gangrene 4.
Bouffiſſure 1.
Affection ſcorbutique 3.
Prurit 2.

La cure des maladies venimeuſes eſt ou *rationnelle* ou *empirique;* la cure rationnelle a lieu, toutes les fois qu'on ne connoît aucun remede ſpécifique contre ces maladies; quand on en connoît quelqu'un, on emploie alors la cure empirique. Lorſqu'on a avalé un poiſon quelconque, ou la nature fait effort pour s'en délivrer par le vomiſſement ou par les ſelles, ou elle reſte tranquille, accablée par l'effet de ce poiſon, & plongée dans le ſommeil ou dans le délire; ſi la nature s'efforce d'expulſer le poiſon, il faut lui aider par le moyen des émétiques ordinaires, tels que le tartre ſtibié, le vin ſtibié, &c. pourvu toutefois que l'eſtomac & les inteſtins ſoient exempts d'inflammation : car, dans ce cas, il ne faut employer que des émétiques doux, tels que la ſemence de raifort, l'eau tiede, l'huile, &c. on en doit dire autant des purgatifs. Lorſqu'après les évacuations procurées par les remedes ci-deſſus, il reſte dans les premieres voies une portion du poiſon, il faut auſſi-tôt employer des remedes propres à corriger ce réſidu; ces remedes varient ſuivant la diverſité des poiſons; ſi c'eſt un poi-

ſon

fon âcre, corrofif, cathartico-éméti-
que, on emploiera les fubftances hui-
leufes, graffes, les laitages; fi c'eft un
narcotique, on aura recours aux acides, tels que le vinaigre, l'oxycrat, ou
à d'autres fpécifiques; le camphre eft
l'antidote des cantharides prifes intérieurement; la racine de fénéka eft un
fpécifique contre la morfure du *cherfea*
ou de la vipere, &c. Si le poifon eft
déjà paffé des premieres voies dans la
maffe du fang, on fera ufage des cordiaux pour ranimer les forces, des fudorifiques & des alexiteres pour exciter la fueur, des narcotiques pour ap-
paifer les douleurs & les fpafmes; on
aura foin de faire en même temps ufage
des remedes fpécifiques, s'il s'en trouve quelqu'un.

Lorfque le poifon s'eft infinué dans
une plaie ou dans une piqûre, il faut le
fucer fi on le peut fans aucun danger,
ou l'attirer en dehors par le moyen
des ventoufes fcarifiées, ou enfin le détruire avec le feu, les cauftiques, les
fpécifiques appliqués extérieurement;
il faut enfuite travailler à corriger & à
expulfer par des remedes appropriés,
la portion de ce poifon qui eft paffée

Tome X. C

dans la maſſe du ſang; on emploie par exemple les frictions mercurielles, le muſc, l'alcali volatil pour détruire le venin hydrophobique; on fait auſſi uſage de l'alcali volatil, ainſi que du ſuc des plantes cruciformes, pour expulſer par des ſueurs copieuſes le venin qui provient de la morſure de la vipere: on diſſipe de même le tarentiſme par des ſueurs abondantes que la danſe excite; enfin on fait uſage de la racine de ſénéka contre la morſure du ſerpent à ſonnettes & du cherſea. On trouve dans notre Noſologie méthodique la cure détaillée de chaque eſpece de maladies venimeuſes; on y expoſe, par exemple, pour la rachialgie métallique, deux méthodes curatives; l'une draſtique & l'autre lénitive, dont on ſe ſert avec ſuccès pour combattre cette maladie & toutes celles qui ſont occaſionnées par le plomb. Quant à la cure des maladies produites par la morſure de la vipere, liſez ce que nous avons dit de la piqûre de cet animal, de l'anxiété, de la jauniſſe, de la gangrene, de la ſyncope, & des autres maladies auxquelles le venin de la vipere donne naiſſance. On trouvera dans la claſſe des folies au genre *hydrophobie*, la cure qui convient à cette maladie : la briéveté à laquelle nous nous sommes aſſujettis dans cet ouvrage, ne nous permet pas d'entrer ici dans des répétitions qui nous meneroient trop loin; ceux qui voudont en ſavoir davantage, n'ont qu'à conſulter *notre diſſertation ſur l'hydrophobie couronnée par l'Académie de Touloufe, & notre diſſertation ſur les animaux venimeux de la France, qui remporta le prix au Jugement de l'Académie de Rouen;* on peut auſſi conſulter, & peut-être avec plus de fruit, l'excellent ouvrage de *Mead* ſur les *poiſons,* de même que la thérapeutique de *Boerhaave,* & la pathologie d'*Hoffmann* ſur le même ſujet.

CLASSE II.

MALADIES VIRULENTES,

Morbi virulenti.

ON appelle *virus,* toute humeur venimeuſe née dans le corps de l'homme, & capable de ſe communiquer aux perſonnes ſaines par la voie du contact. Il suit de cette définition, que les maladies virulentes sont en même temps contagieuses; cependant quelque répandues qu'elles soient dans un pays, elles ne deviennent jamais épidémiques, parce qu'elles n'infectent point l'air de leur virulence, comme font les maladies miasmatiques, qui se communiquent par le moyen des miasmes contagieux répandus dans l'atmosphere ; la vérole, par exemple, lors du siege de Naples, attaqua à la fois un grand nombre de soldats, sans être pour cela épidémique ; il en est de même du scorbut qui regne dans les vaisseaux.

La vérole tient le premier rang parmi les maladies virulentes ; elle se contracte par la voie du coït ; la gale, la lepre, l'éléphantiasis, l'herpe, se communiquent de même aux personnes saines par un contact immédiat. Le farcin, le scrophule, le rachitis, la phthisie, la goutte, &c. ne sont pas à la vérité contagieuses ; mais elles passent dans un même sujet d'une partie à une autre, & se transmettent des peres aux fils par voie d'hérédité. Il y a des Médecins qui prétendent que le scrophule & le rachitis font quelquefois les produits d'un virus fyphilitique dé- généré. Quant au virus fcorbutique, il n'eft pas contagieux; mais à l'exemple du virus fyphilitique & de celui de la gale, il produit plufieurs genres de ma- ladies tout-à-fait différentes du fcorbut: maladies qui réfiftent à tous les reme- des; auffi long-temps qu'on ignore le principe caché qui les entretient; il y a cependant beaucoup de Médecins qui croient que le fcorbut peut fe commu- niquer par la voie du contact, & on a foin dans les hôpitaux de féparer les fcorbutiques, de même que les véné- riens & les galeux, d'avec les autres malades.

Le virus fyphilitique, felon qu'il eft récent ou invétéré, s'allie à différen- tes parties, foit fluides, foit folides de notre corps, & fait naître différentes maladies; récemment contracté par le coït, il s'unit aux humeurs féminales avec lefquelles il a de l'affinité, & pro- duit la vérole, c'eft-à-dire des chan- cres, des gerçures, des crêtes, des ver- rues, des poireaux, des fics, des pen- deloques, la gonorrhée, des bubons, des phymofis; fymptomes dont le

C iij

concours conftitue la vérole proprement dite. Ce même virus, lorfqu'il eft invétéré, fait naître des ulceres à la bouche, au voile du palais, aux amygdales, des polypes dans le nez, des caries au vomer, des douleurs dans les os; le rhumatifme, des puftules cutanées, des croûtes lépreufes, la lepre, l'éléphantiafis, la furdité, la céphalée, la dyffenterie, la fievre tierce, la fievre quarte, l'ophtalmie, & d'autres efpeces de maladies qui appartiennent à différens genres; & dont on ne peut obtenir la guérifon, qu'en détruifant le principe qui les produit. La matiere morbifique des maladies virulentes, éruptives, intermittentes, miafmatiques, fait naître deux fortes de maladies; les unes *régulieres* & faciles à connoître, telles font les puftules varioliques occafionnées par le virus de la petite vérole, les douleurs des articles produites par le virus arthritique, les vices des parties génitales auxquelles donne naiffance le virus fyphilitique, &c. les autres maladies font *anomales*, cachées, difficiles à connoître, comme font toutes celles qu'occafionne le virus arthritique fixé dans la tête ou dans la poitrine, ou celles que produit le virus de la gale, lorſqu'il a ſon ſiege dans les parties intérieures. Nous allons expoſer en même temps & les maladies régulieres, & celles qui ſont anomales.

Maladies Syphilitiques, c'eſt-à-dire, produites par le virus ſyphilitique.

Vérole.
Fievre tierce.
Fievre quarte.
Aphtes.
Tic.
Tétanos.
Priapiſme.
Aſthme.
Angine.
Obſcurciſſement de la vue.
Douleur de poitrine.
Goutte.
Sciatique.
Dureté d'oreille.
Surdité.
Paraplexie.
Epuiſement.
Coryza.
Salivation.
Gonorrhée.
Goutte ſereine.

C iv

Perte d'odorat.
Hémiplégie.
Douleur des os.
Céphalée.
Ophtalmie.
Dyfurie.
Dyffenterie.
Etifie.
Eléphantiafis.
Teigne.
Ulceres.

Le virus de la gale imprudemment répercuté, ou rentré avant que le fang ait été fuffifamment purifié, donne lieu à un grand nombre de maladies, qui n'ont avec la gale d'autre rapport que de dépendre d'un même principe ; auffi ces maladies fatiguent-elles & les malades & les Médecins, jufqu'à ce qu'il s'éleve fur la peau des puftules qui en faffent connoître le principe caché : on doit alors purifier & édulcorer la maffe du fang pour guérir la gale fans aucun inconvénient.

Ce que nous difons de la gale, doit s'entendre auffi de l'herpe, de la lepre, qui eft aujourd'hui très rare, & de l'éléphantiafis qui régnoit autrefois.

Maladies scabieuses.

Gale.
Lepre.
Eléphantiafis.
Herpe.
Fievre hectique.
Fievre tierce.
Fievre quarte.
Inflammation d'eftomac.
Efquinancie.
Péripneumonie.
Ecclampfie.
Palpitation.
Epilepfie.
Goût dépravé.
Afthme.
Toux.
Goutte fereine.
Hémiplégie.
Apoplexie.
Prurit.
Piffement de fang.
Angine.
Douleur de poitrine.
Hydropifie de poitrine.
Hydropifie afcite.
Anafarque.
Dyfurie.

C v

Convulſion.
Goutte.
Manie.
Phthiſie.
Rachitis.

Outre le ſcorbut, dont le caractere conſiſte dans l'affection ſcorbutique de la bouche jointe à de petites taches jaunes & à des raies violettes ou noirâtres qu'on obſerve principalement aux extrémités inférieures, il y a beaucoup d'autres maladies occaſionnées par le virus ſcorbutique caché; ces maladies familieres aux mariniers & aux peuples du Nord, ſurviennent quelquefois, ſans avoir été précédées par aucun des ſymptomes du ſcorbut.

Maladies ſcorbutiques.

Orthopnée.
Dyſpnée.
Douleur de poitrine.
Douleur des os.
Goutte.
Rhumatiſme.
Rachialgie.
Douleur des dents.
Douleur des reins.
Atrophie.

Flux hépatique.

Dyssenterie.

Vomissement de sang.

Hydropisie ascite.

Ictere noir.

Rachitis.

Paralysie.

Syncope.

Epuisement.

Affection scorbutique de la bouche.

Hémoptysie.

Pissement de sang.

Lienterie.

Salivation.

Ulceres.

La cure des maladies virulentes est fondée sur une méthode, partie rationnelle, partie empirique ; nous connoissons en effet des remedes spécifiques pour combattre plusieurs de ces maladies ; tel le mercure contre la vérole ; tels le soufre, le mercure & la liqueur de Saturne contre la gale & les maladies qui y ont rapport ; tels les fruits acides, & sur-tout les limons contre le scorbut ; mais, comme toute espece de virulence consiste dans une acrimonie particuliere des humeurs, principalement de la lymphe & des humeurs cutanées,

C vj

il faut avant d'en venir à l'ufage des
fpécifiques, corriger cette acrimonie
par l'ufage des remedes rationels.

Les remedes les plus propres à produire cet effet, font les délayans capables d'énerver l'action des fubftances
falines, tels font les décoctions, les
bouillons, les apozemes préparés avec
les feuilles de laitue, d'endive, de
pourpier, de bette; les eaux acidules
de Vals, d'Alais, de Lodeve; les bains
& demi-bains : on joindra, ou l'on
fera fuccéder à ces remedes l'ufage des
évacuans, fur-tout des diurétiques,
tels que les bouillons apéritifs préparés avec les racines de fraifier, de gramen, avec les feuilles de chicorée, de
creffon, de berle, de cerfeuil, de per-
fil; avec le fel de nitre, le fel de Glauber, le fel polychrefte & les cloppor-
tes. Le petit lait chargé du fuc des cloportes & des plantes ci-deffus mentionnées, eft auffi très-utile; le malade
en doit prendre pendant vingt jours
de fuite, le matin à jeun, à la dofe
d'une chopine chaque fois. On aura
foin avant & après l'ufage de ces remedes, de le purger avec des purgatifs médiocres compofés de féné, de

rhubarbe , de manne dans une décoction de pruneaux ou de tamarins.
Après cela on lui prescrira un long
usage de lait d'ânesse , de chevre & de
vache , pour corriger & émousser ce
qui peut rester d'acrimonie dans la masse des humeurs. Lorsque la maladie est
récente , & que le malade n'est ni
trop foible ni trop âgé , il faut com-
mencer le traitement par la saignée ;
c'est le moyen de faciliter le passage des
remedes , ainsi que les excrétions de
la peau, des reins , &c.

La cure des maladies virulentes exige outre ces remedes généraux , l'u-
sage des médicamens spécifiques ; c'est
pourquoi, après avoir fait précéder un
grand nombre de bains, on doit, pour
guérir la vérole , en venir ensuite à
l'usage des frictions mercurielles; on
prépare l'onguent Napolitain , en mê-
lant avec exactitude trois onces de mercure éteint dans un peu de térébenthine avec six onces de graisse de porc;
on peut aussi , sur-tout dans les maladies vénériennes invétérées & rebel-
les aux frictions, employer l'esprit anti-
vénérien de *Van Swieten*, dont chaque cuillerée doit contenir une qua-

trieme ou une cinquieme partie de
fublimé corrofif diffous; on boit par-
deffus ce remede une grande quantité
de lait ou de décoction adouciffante;
les dragées de M. *Keifer* prifes avec les
précautions convenables, font auffi
fort utiles pour combattre les maux
vénériens. Voyez *dans notre Nofologie
méthodique*, ce que nous difons du traitement de la vérole.

Quant à la cure de l'herpe & de la
gale, il faut après l'ufage des bouillons, des eaux acidules prifes pendant
neuf jours, des bains domeftiques, du
petit-lait & des cathartiques, faire
frotter le malade avec l'onguent de
foufre; ou s'il en craint trop l'odeur,
avec l'eau de Saturne fuivant la méthode de l'*Ill. Goulard*; ou enfin avec
l'onguent Napolitain, dont on ne doit
fe fervir qu'avec certaines précautions
& dans un temps convenable. Les remedes généraux fuffifent le plus fouvent pour guérir l'herpe & la gale,
lorfqu'elles font bénignes. Mais, lorfque des maladies occafionnées par la
rentrée des dartres ou de la gale, réfiftent à ces remedes, il faut pour les
guérir, rappeller la gale au moyen

d'une chemife de galeux qu'on fait porter au malade jour & nuit, jufqu'à ce
qu'on voit reparoître les puftules de la
gale, qui fe diffipe enfuite d'elle-même
ou à l'aide des remedes généraux.

L'inoculation de la gale eft un nouveau moyen de triompher de certaines
maladies chroniques qu'on avoit re-
gardées jufqu'ici comme incurables,
quoique ces maladies ne dépendent en
aucune maniere du virus de la gale.
Voyez à ce fujet l'hiftoire de l'efpece
d'aneithéfie guérie par le célebre *Mutzel.*

Confultez notre *Nofologie méthodique*, de même que l'ouvrage du célebre *Lazerme*, pour la cure de la lepre,
de l'éléphantiafis & du fcorbut. Lifez
auffi ce que les Modernes ont écrit
fur l'ufage de la ciguë & de la juf-
quiame dans ces mêmes maladies.

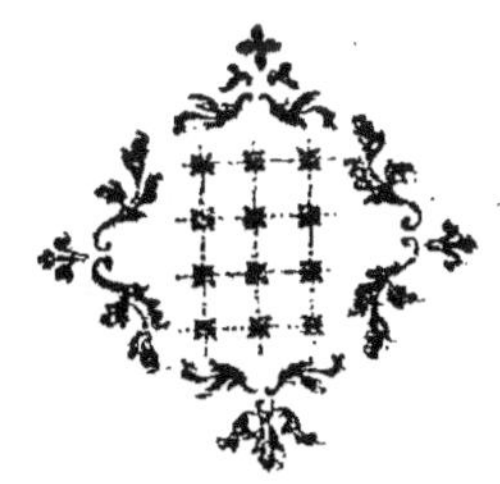

CLASSE III.

MALADIES ÉRUPTIVES,

Morbi exanthematici.

LOrſque la matiere morbifique des exanthemes fébriles, tels que ceux de la petite vérole, de la rougeole, de la fievre miliaire, du pourpre, de la fievre éryſipélateuſe, de la ſcarlatine, &c. eſt retenue dans la maſſe du ſang, qu'elle s'en ſépare difficilement, ou qu'elle y rentre après s'en être ſéparée, elle donne lieu aux maladies que nous appellons éruptives.

La plupart de ces maladies ſont contagieuſes, ou ſuſceptibles d'inoculation; on peut, par exemple, d'après les expériences de l'illuſtre *Deidier*, inoculer la peſte à un animal, en injectant dans ſes veines de la bile d'un peſtiferé. Tout le monde ſait qu'on inocule tous les jours la petite vérole: peut-on de même inoculer la rougeole & la miliaire? Je le crois, mais on n'a pas encore d'expériences qui en convainquent.

Les maladies éruptives ont beaucoup de rapport avec celles qu'on appelle cutanées ; elles n'en different gueres, que parce qu'elles font le plus fouvent accompagnées de pyrexie. Le même genre de maladie éruptive, par exemple, la pefte obfervée à Marfeille par les Médecins de Montpellier, de même que la petite vérole, la fievre véficulaire, &c. comprend différentes efpeces dont les unes font exemptes de fievre, d'autres font accompagnées d'une fievre maligne très-dangereufe, d'autres enfin fe montrent avec l'appareil d'une fievre ardente. Il y a des exanthêmes fort anomaux & irréguliers, qu'on doit attribuer à la chaleur du régime'; tels font ceux qu'on obferve dans quelques efpeces de fievres miliaires; il y en a d'autres au contraire qui font très-réguliers & indépendans d'un régime chaud, tels que ceux de la petite vérole, de la pefte, &c. Quand on a une fois échappé à la pefte, à la petite vérole & à la rougeole, il n'arrive prefque jamais qu'on foit fujet à la récidive : le tribut une fois payé, on en eft exempt pour le refte de la vie : il n'en eft pas de même des autres maladies éruptives.

Les exanthêmes de la petite vérole,
de la rougeole, de l'herpe, du millot &
de la fievre véficulaire, paroiffent fouvent combinés les uns avec les autres,
& comme fymptomes accidentels, dans
différentes maladies épidémiques. On
les obferve, par exemple, dans la pefte
où ils fe joignent aux bubons & aux
charbons qui font les fignes propres
& pathognomoniques de ce genre de
maladie : on obferve de même dans la
petite vérole maligne, des taches pétéchiales, herpétiques, miliaires, éry-
fipélateufes, jointes aux puftules varioliques ; mais celles-ci tiennent toujours
le premier rang. Il en eft de même des
autres maladies épidémiques, quoiqu'elles ne foient pas par elles-mêmes
éruptives, c'eft-à-dire, dans lefquelles
les éruptions font purement fymptomatiques ; telles font la fievre maligne
des camps, le fynoque (*fynochus*) miliaire vulgairement appellé la *fuette*, la
fievre de Hongrie, &c. Il furvient fouvent, dans le cours de ces maladies,
des puftules miliaires, pétéchiales, vé-
ficulaires ; mais comme ces éruptions
font inconftantes & n'ont pas toujours
lieu, on ne met point ces maladies au

nombre de celles qu'on appelle proprement *éruptives*.

Ce que nous difons des éruptions fymptomatiques, doit s'entendre auffi de différentes maladies inflammatoires; par exemple, de la phrénéfie, de la péripneumonie, de la pleuréfie, de l'inflammation d'eftomac, &c. qui furviennent fouvent, comme fymptomes paffagers & accidentels, dans la petite vérole, dans la pefte, dans la rougeole, lorfque la matiere morbifique de ces maladies, étant trop abondante, ou fe portant difficilement à la peau, fe jette fur tel ou tel vifcere : la phrénéfie & les autres maladies inflammatoires ci-deffus mentionnées, furviennent auffi quelquefois dans les fievres ; telles que la fievre maligne, l'éphémere, la fynoque, la fievre ardente, la tritéophye, &c. principalement dans l'état de ces fievres, ou dans le temps de leurs redoublemens.

Nous donnons à toutes ces maladies accidentelles le nom de *fymptomatiques*, parce qu'elles ne conftituent pas par elles-mêmes la maladie principale dont elles ne font que des parties adventives, ou des fymptomes purement accidentels; on ne peut pas même les regarder comme des effets de la maladie principale, puifque celle-ci, c'eft-à-dire, l'affemblage des fymptomes qui la conftituent, n'en eft pas la caufe; de même quoique le vent, la grêle, les éclairs concourent enfemble dans un même orage, cependant aucun Phyficien ne regardera ces phénomenes comme caufe les uns des autres; il ne dira point, par exemple, que le concours du vent & de la grêle foit la caufe efficiente des éclairs.

La matiere morbifique des maladies éruptives, eft une efpece de virus dont les molécules extrêmement déliées, âcres, cauftiques enflamment, rongent, picotent, ulcerent, corrompent les parties qu'elles attaquent; mais quelle eft, dans ces différentes maladies, la nature du virus qui les produit? c'eft ce qu'on ne peut connoître que par les effets qui en réfultent. Le virus de la fievre miliaire laiteufe, par exemple, eft acide, celui du pourpre au contraire eft putride; mais que de différences n'obferve-t-on pas dans les propriétés de chaque acide? Tout le monde fait que l'acide du vitriol n'eft pas le même que celui de l'oseille : il y a plus, l'acide du limon fait cesser le vomissement occasionné par un autre acide. Il faut donc avouer que nous n'avons jusqu'ici que des connoissances fort obscures sur la nature des différens virus : tout ce que nous savons, c'est que, dans les maladies éruptives, la nature, à l'aide de la fievre, s'efforce de déposer à la peau la matiere morbifique, & que le Médecin, ministre de la nature, doit dans ces maladies ainsi que dans celles qu'on nomme cutanées, se proposer le même but. On observera cependant que le dépôt de la matiere morbifique à la peau ne suffit pas pour guérir, sans le secours de l'art, les maladies cutanées, telles que l'herpe, la ..... le scorbut ; au lieu que les maladie..... ...ves se guérissent par le seul secours de la nature, lorsque l'éruption est entiere & complette.

On observe souvent, dans le cours d'une maladie éruptive, un très-grand nombre de symptomes qu'on doit attribuer à la difficulté ou à la suppression de l'éruption ; mais parce que ces symptomes sont passagers, & qu'ils paroissent dans le même temps que d'autres fymptomes du même genre , nous ne les mettons point au nombre des maladies éruptives : la céphalalgie , par exemple , le vomiffement , la fomnolence , qu'on obferve dans les trois premiers jours de la petite vérole confluente , & qui font fuivis d'éruption , de pyrexie aiguë , de proftration de forces , ne conftituent qu'une feule & même maladie qu'on appelle petite vérole. Si ces mêmes fymptomes fe rencontrent , l'année fuivante , dans une maladie épidémique qui , fans être accompagnée d'aucune éruption , fe termine par une falivation plus ou moins abondante , cette maladie ne différera de la petite vérole confluente que par le défaut d'éruption , & *Sydenham* donne à cette maladie le nom de *fynoque variolique*, c'est-à-dire , occafionnée par le virus de la petite vérole qui ne fe manifefte point à l'extérieur; il prétend qu'on doit la combattre par une méthode curative particuliere : il fuit de là que cette maladie eft une efpece de fynoque différente de toutes les autres, tant par les fymptomes qui la conftituent , que par l'indication curative qu'elle préfente;

ce n'eſt pas une maladie exanthémati-que, mais énanthématique, ſi l'on peut parler ainſi, c'eſt-à-dire, une maladie dont l'éruption ſe fait intérieurement.

De même, ſi pendant le regne d'une épidémie, de peſte, par exemple, on obſerve fréquemment & conſtamment une maladie qui s'annonce & marche ſous l'appareil des ſymptomes de la peſte, ſans être cependant accompa-gnée de bubons dont l'éruption n'a pas lieu par quelque cauſe que ce ſoit, on doit regarder cette maladie comme une eſpece ou comme une variété de peſte, très-digne d'attention, puiſqu'elle tue promptement le malade. On donne à cette eſpece le nom de *peſte avortive*, & c'eſt ſans fondement que de très-habiles Médecins en ont fait une claſſe de peſte à part.

Maladies fébriles , occaſionnées par la matiere morbifique des exanthêmes, dont l'éruption ſe fait difficilement.

Synoque variolique.
Synoque miliaire.
Tierce pétéchiale.
Tierce miliaire.
Phrénéſie miliaire.

Phrénéfie variolique.
Phrénéfie de la rougeole.
Pefte interne.
Pleuréfie miliaire.
Inflammation éruptive d'eftomac.
Inflammation éryfipélateufe d'ef-
   tomac.
Efquinancie éruptive.
Péripneumonie éruptive.
Toutes les efpeces d'aphtes.

Maladies évacuatoires, qui dépendent du
même principe.

Piffement de fang éruptif.
Piffement de fang variolique.
Hémopthyfie variolique.
Dyfurie herpétique.
Dyffenterie miliaire.
Diarrhée variolique.
Diarrhée miliaire.
Rhume variolique du cerveau.

Maladies de douleur, produites par la
matiere âcre des exanthêmes.

Rhumatifme miliaire.
Stupeur miliaire.
Prurit éruptif.
Catarrhe de la rougeole.
Ophtalmie véficulaire.

Ophtalmie

Ophtalmie puſtuleuſe.
Douleur miliaire des reins.
Goutte éruptive.

Lorſque cette matiere ſe jette ſur les muſcles de la poitrine, ou ſur les poumons, elle donne lieu aux maladies ſuivantes.

Aſthme éruptif.
Orthopnée variolique.
Catarrhe de la rougeole.
Angine éruptive.
Hydropiſie de poitrine cauſée par la rougeole.

Lorſque cette matiere attaque la tête ou différens organes, elle fait naître les maladies qui ſuivent :

Goutte ſereine éruptive.
Hémiplégie éruptive.
Hémiplégie pourprée.
Carus variolique.
Somnolence éruptive.
Manie produite par une métaſtaſe.

Maladies éruptives régulieres.

Petite vérole diſcrete.
Petite vérole confluente.
Fievre véſiculaire ordinaire.

Tome X. D

Rougeole ordinaire.
Rougeole variolique.
Fievre scarlatine.
Scarlatine ortiée.
Miliaire bénigne.
Miliaire laiteuse.
Pourpre bénin.
Fievre éryfipélateufe.
Porcelaine ordinaire.

Les maladies éruptives pures different des miafmatiques, en ce que celles-ci font produites par un principe morbifique répandu dans l'atmofphere; au lieu que les maladies éruptives font l'effet d'un germe inné dans le corps de l'homme : la petite vérole bénigne, par exemple, quelque répandue qu'elle foit, reconnoît toujours pour principe un germe inné dans notre corps, lequel fe développe dans un certain temps ; mais la petite vérole maligne eft à la fois l'effet & du développement de ce germe, & de la contagion des miafmes répandus dans l'air, lefquels donnent lieu à la complication de la fievre maligne avec la petite vérole ; la preuve en eft, que le pus d'une petite vérole maligne inoculé à un en-

fant fain, fait naître une petite vérole
qui ne préfente aucun caractere de malignité : il fuit de là, que le danger de
la petite vérole maligne dépend de la
combinaifon du levain variolique avec
le principe morbifique de la fievre maligne : il en eft de même des autres
maladies éruptives, fans en excepter
même la pefte qui quelquefois eft bénigne, au rapport de MM. *Chicoyneau*
& *Verny*, qui l'ont obfervée telle à
Marfeille, dans quelques malades ; l'é-
ruption des bubons fe faifoit fans être
accompagnée ni de fievre confidérable
ni de proftration de force ; il eft très-
vraifemblable que la pefte inoculée à
un fujet bien préparé, feroit auffi bénigne, que la petite vérole inoculée.
Voyez *notre Nofologie, Claff. 3. Ord. 3.*
pour ce qui regarde la cure des *Mala-
ladies éruptives.*

Le principal but qu'on doit fe propofer dans la cure de ces maladies, eft
d'attirer à la peau la matiere morbifique ; ce qu'on obtient le plus fouvent
par les feuls efforts de la nature, lorfqu'on a fait précéder une faignée, &
que les premieres voies ont été éva-
cuées par haut & par bas. On doit au

reſte aider les efforts de la nature, dans
la peſte, par l'application de cataplaſ-
mes émolliens ſur les aines ; dans les
petites véroles, en ramolliſſant la peau
par des fomentations tiedes, ou même, ſuivant quelques Auteurs, par des
bains tiedes ; enfin dans d'autres maladies très-graves, telle que la fievre véſiculaire helvétique, en appliquant des
véſicatoires ſur l'occiput, comme font
les Anglois dans la fievre miliaire &
dans la petite vérole. L'uſage des véſicatoires eſt abſolument néceſſaire, toutes les fois que la matiere éruptive
rentrée ou retenue dans l'intérieur du
corps, ſe dépoſe ſur le cerveau ou ſur
les poumons, ſur-tout ſi les forces vitales languiſſent, que le pouls paroiſſe
déprimé & la chaleur conſidérablement
diminuée ; l'effet des véſicatoires, dans
ce cas, eſt de relever le pouls, de le
rendre plus plein & plus tranquille,
comme l'illuſtre *Raymond* l'a obſervé
pluſieurs fois dans la pleuréſie, où, à
l'exemple des Anglois, il emploie les
véſicatoires.

CLASSE IV.

MALADIES MÉTASTATIQUES,

Morbi metaſtatici.

ON appelle *métaſtaſe* le tranſport d'une matiere morbifique d'une partie dans une autre, où naît une maladie d'un genre différent; ſi, par exemple, le deſſéchement d'un cautere, la répercuſſion d'une matiere goutteuſe, la rétention d'une humeur cancéreuſe, &c. ſont ſuivies d'ophtalmie, d'hémiplégie, de phthiſie, &c. ces maladies différentes de celles auxquelles elles ſuccedent, ſont nommées *métaſtatiques*, c'eſtà-dire, maladies occaſionnées par une métaſtaſe; il n'en eſt pas de même de la gale qui rentre & qui revient.

La matiere morbifique de la plupart des maladies virulentes, eſt ſuſceptible de métaſtaſe; mais nous ne regardons comme métaſtatiques, que les maladies qui, exemptes de virulence, ne ſont pas contagieuſes, quoiqu'elles reconnoiſſent pour principe une matiere morbifique, fort analogue à celle des maladies virulentes, telles sont, par exemple, les maladies produites par la métastase de la matiere morbifique de la goutte, du scrophule, de la plique, du rachitis, de la gangrene, du carcinome, des ulceres, des hémorroïdes.

La rentrée de la matiere morbifique se fait par le moyen des veines sanguines & lymphatiques, lesquelles, comme autant de petits tuyaux capillaires, ont la propriété d'attirer les sucs, & de les reconduire dans la masse du sang; chariée ensuite par les arteres dans toutes les parties du corps, cette matiere se filtre dans les couloirs avec lesquels elle a le plus d'affinité; c'est ainsi que la bile se filtre dans le foie, l'urine dans les reins, & non pas réciproquement.

Parmi les maladies métastatiques, il y en a qu'on doit regarder comme salutaires; tel est le pissement de pus, occasionné par le transport du pus de la poitrine dans les voies urinaires; telles sont les hémorroïdes dans la splénalgie & dans l'hypocondrerie; le diabetès dans l'anasarque, &c. il y en a d'autres au contraire qui sont plus ou moins nuiſibles , comme la céphalée arthritique , la phthiſie occaſionnée par la rentrée de la plique , &c. ſelon que la matiere morbifique , retenue dans l'intérieur du corps , ſe jette ſur des parties plus ou moins nobles , au lieu d'être dépoſée à la peau , ſur les extrémités , ou dans des couloirs , d'où elle puiſſe enſuite être chariée hors du corps. La métaſtaſe eſt d'autant plus dangereuſe , que la matiere morbifique eſt plus âcre & plus capable d'éteindre le principe des forces. C'eſt ainſi que la rétention & le tranſport de l'urine ſur le cerveau , donne lieu à des convulſions mortelles , que le pus des ulceres , retenu dans le corps & dépoſé ſur les poumons , fait naître une phthiſie qui emporte tôt ou tard le malade.

La cure conſiſte à corriger l'acrimonie de la matiere morbifique , & à faire enſorte de la rappeller dans les couloirs qui lui ſont propres , ou au moins de l'attirer à la peau ou ſur les extrémités ; quoique le tranſport de la matiere morbifique dans ces parties ſoit le plus ſouvent l'ouvrage de la nature , l'art y contribue cependant de deux manieres ; 1°. en atténuant par le moyen des boiffons chaudes, cette matiere ténace & vifqueufe, & en la rendant plus mobile à l'aide des fecours propres à accélérer la circulation, tels que les fudorifiques, les cordiaux, &c. 2°. en diminuant, par le moyen des bains, des fomentations, des cataplaf- mes, des frictions, de la chaleur, des ftimulans, des véficatoires, &c. la ré- fiftance qu'oppofent les parties vers lefquelles on doit dériver la matiere morbifique.

C'eft ainfi que pour rappeller la goutte, on baigne les pieds dans une eau très-chaude, on y applique des finapifmes, on les couvre de chauf- fons de toile cirée, on y fait des fric- tions feches ; on prefcrit en même- temps au malade une boiffon diapho- rétique, qu'il doit prendre dans un lit bien chaud, afin de délayer & de met- tre en mouvement les humeurs.

Pour rappeller la gale, il faut d'a- bord bien nettoyer la peau, la ramollir par le moyen des bains, la frotter avec du drap fec, la fomenter enfuite avec une décoction de nicotiane, de lierre montant, de laurier, ou, ce qui eft plus fûr, faire porter au malade pendant la nuit une chemiſe de galeux.

Pour rétablir l'humidité des oreilles, il faut appliquer ſur ces parties des fomentations chaudes, les frotter, les irriter par un ſinapiſme, ou enfin appliquer derriere les oreilles un emplâtre véſicatoire ; on entretient l'écoulement qui en réſulte , par le moyen d'une feuille de bette ou de lierre, ſur laquelle on étend du beurre ; ſi les ulceres ſe deſſechent trop tôt, on les couvre d'un onguent digeſtif, on ramollit les croûtes par le moyen d'un cataplaſme émollient.

Au défaut de couloirs artificiels , on doit dériver la matiere morbifique vers les couloirs naturels voiſins , par le moyen des diurétiques, des ſudorifiques, des cathartiques ; lorſque l'écoulement hémorroïdal eſt ſupprimé , on emploie pour le rétablir les frictions , les fomentations, les vapeurs chaudes, les feuilles de figuier ; on parvient auſſi par l'application des ſangſues , à rappeller ou au moins à ſuppléer cet écoulement.

D v

*Maladies produites par la métaſtaſe du virus
ſcrophuleux , arthritique , carcinomateux , gangreneux , & de celui de la
plique.*

Maladies métaſtatiques.

Paralyſie ſcrophuleuſe.
Fievre lente ſcrophuleuſe.
Phrénéſie occaſionnée par le virus
 de la plique.
Dyſſenterie Polonoiſe.
Démonomanie Polonoiſe.
Céphalée Polonoiſe.
Ophtalmie cancéreuſe.
Hémiplégie ſcrophuleuſe.
Opthtalmie ſcrophuleuſe.
Pleuréſie Polonoiſe.
Paralyſie Polonoiſe.
Rachitis Polonois.
Phthiſie occaſionnée par le virus
 de la plique.
Douleur des os, appellée *clou*.
Gangrene ſeche cancéreuſe.
Goutte rachitique.
Paralyſie rachialgique.
Chloroſe rachialgique.
Scrophule farcin.
Dyſurie rachialgique.
Ulcere cancéreux.

Péripneumonie rachialgique.
Jauniſſe rachialgique.
Ecclampſie rachialgique.
Contracture rachialgique.
Rhumatiſme rachialgique.

Maladies arthritiques.

Fievre quarte arthritique.
Péripneumonie arthritique.
Toux arthritique.
Inſomnie arthritique.
Diarrhée arthritique.
Diabetès arthritique.
Rachialgie arthritique.
Palpitation arthritique.
Douleur arthritique des dents.
Mal de la roſa.
Aſthme arthritique.
Hémiplégie arthritique.
Prurit arthritique.
Paralyſie arthritique.
Syncope arthritique.
Sciatique arthritique.
Colera arthritique.
Ptyaliſme arthritique.
Phthiſie arthritique.
Aſcite arthritique.
Eſquinancie arthritique.
Tic arthritique.

Anorexie arthritique.
Céphalée arthritique.
Piffement de pus arthritique.

Maladies rhumatifmales , occafionnées par la matiere morbifique de la goutte rhumatifmale.

Migraine.
Douleur de dents.
Angine.
Douleur de poitrine.
Ophtalmie.
Douleur d'oreille.
Affoupiffement carotique.
Péripneumonie.

C L A S S E V.

MALADIES INTERMITTENTES,

Morbi febricofi , febriles.

ON donne ce nom aux maladies qui font produites par la matiere morbifique des fievres rémittentes ou intermittentes, foit qu'elles foient accompagnées de pyrexie, foit qu'elles en foient exemptes ; voici les fignes qui les font connoître : 1°. Elles font périodiques,

laiſſant des intervalles entiérement cal-
mes, ou au moins beaucoup plus tran-
quilles; 2°. elles commencent, de même que les accès de fievre, par le froid,
le friſſonnement, le bâillement, ſans
qu'on puiſſe attribuer ces ſymptomes
à aucune cauſe évidente; d'autres fois
elles attaquent tout-à-coup & ſans aucun prélude. 3°. Quelques heures après
leur invaſion, elles diminuent ou ceſ-
ſent entiérement ſans aucune cauſe évidente. 4°. Les urines dans ces maladies
ſont le plus ſouvent rouges & briquetées. 5°. Le malade a été autrefois ſujet
à quelque fievre, ſoit rémittente, ſoit
intermittente, ou il en eſt actuellement
attaqué.

Mercatus eſt le premier qui ait connu ces maladies qui ſont très-commu-
nes; *Morton* les obſerva enſuite avec
beaucoup de ſoin; & *Torti*, ainſi que
Werlhoff & l'illuſtre *S...* nous en ont
donné des deſcriptions fort exactes. Les
Médecins ſcholaſtiques, même les modernes, avoient confondu ces maladies
ſous la vaine dénomination de *maladies
anomales* ou *malignes*, ou, pour mieux
dire, ils ne les avoient pas connues.

Toutes les maladies que nous ap-

pellons intermittentes, ne doivent pas
être mifes au nombre des fievres, puifqu'il y en a plufieurs qui, n'étant accompagnées ni de friffonnement, ni
de chaleur, ni de fréquence du pouls,
en un mot, d'aucun fymptome pathog-
nomonique de fievre, fe préfentent
fous l'apparence d'une maladie tout-
à-fait différente, telles que la fyncope,
le vomiffement, le colera-morbus, l'affoupiffement carotique, l'orthopnée,
l'apoplexie, la pleuréfie ; c'eft cette
apparence trompeufe, qui, au grand
détriment des malades, s'eft jouée
pendant tant de fiecles de la fagacité
des plus habiles Médecins.

Ces maladies font très-dangereufes
lorfqu'on n'en connoît pas le principe
caché; on en triomphe avec beaucoup
de facilité, lorfque ce principe eft connu, par le moyen du quinquina, qu'on
doit regarder comme le feul remede
fpécifique de ces maladies ; dans les
cas urgens, lorfque la maladie a été
connue trop tard, on doit prefcrire ce
remede à une dofe très-forte, par exemple, à la dofe d'une demi-once, qu'il
faut quelquefois réitérer quatre fois
dans la journée. Des dofes auffi con-

fidérables de quinquina , rendent les urines extrêmement troubles, & donnent quelquefois lieu à l'ifchurie , mais cet accident eft paffager ; on le diffipe aifément quand on a mis la vie du malade en fureté. Voyez *la Typhomanie intermittente tierce.*

Bol fébrifuge : Prenez trois drachmes de quinquina récemment pulvérifé, une drachme de fleurs de camomille romaine , un fcrupule de crême de tartre ; faites-en trois bols , avec le firop d'abfinthe ou de chicorée.

On fait prendre aux petits enfans qui refufent les amers, la femence de panais à la dofe d'une drachme , les coques d'œufs calcinées à la dofe d'un fcrupule ; la femence d'Efpagne , qui ne nous eft pas encore bien connue , s'emploie à la dofe d'un fcrupule une fois dans la journée , pendant trois jours de fuite.

On peut mettre au nombre des excellens fébrifuges, les fleurs de matricaire , de camomille à la dofe d'une drachme ; la racine de quinte-feuille, de la benoite , de l'argentine à la dofe d'une once , dans les apozemes ; la poudre de cafcarille à la dofe d'un fcrupule.

Maladies intermittentes.

Ephémere menftruelle.
Ephémere anniverfaire.
Quotidienne continue fyncopale.
Quotidienne continue glaçante.
Quotidienne continue pfeudo-hé-
  mitritée.
Tierce continue carotique.
Tierce continue trompeufe.
Quarte continue carotique.
Quotidienne fimple.
Quarte continue demi-tierce.
Tierce carotique.
Tierce hémiplégique.
Quarte néphralgique.
Erratique vague.
Erratique feptimane.
Tétanos intermittent.
Friffon tierce.
Epilepfie intermittente.
Danfe de Saint Guy intermittente.
Tierce épileptique.
Quarte avec démence.
Quarte foporeufe.
Erratique quintane.
Erratique nonane.
Friffon intermittent.
Ecclampfie intermittente.

Affection hyſtérique intermittente.
Cochemar tierce.
Douleur intermittente de poitrine.
Ephémere menſtruelle double.
Quotidienne continue épiale.
Quotidienne continue humorale.
Quotidienne continue hémitritée.
Quotidienne continue ſpaſmodi-
 que.
Tierce continue leipyrique.
Tierce continue maligne.
Jauniſſe fébrile.
Syncope fébrile.
Hémiplégie intermittente.
Catalepſie quartaine.
Somnolence intermittente.
Goutte intermittente.
Rhumatiſme fébrile.
Céphalée intermittente.
Bâillement intermittent.
Aſthme fébrile.
Orthopnée fébrile.
Goutte ſereine fébrile.
Paraplexie intermittente.
Typhomanie intermittente.
Apoplexie fébrile.
Goutte à la ſuite d'une fievre.
Céphalalgie intermittente.
Migraine lunatique.

Ophtalmie intermittente.
Colique d'eſtomac.
Néphralgie 13.
Rachialgie 2.
Démence à la ſuite d'une fievre quarte.
Vomiſſement intermittent.
Diarrhée intermittente.
Ophtalmie intermittente.
Cardialgie 4.
Colique 6.
Hyſtéralgie 9.
Délire 6.
Elux hépatique intermittent.
Sueur intermittente.
Colera-morbus intermittent.

C L A S S E VI.

MALADIES MIASMATIQUES,

Épidémiques , & malignes ;

Morbi miaſmatici.

ON appelle *miaſmatiques* les maladies, qui accompagnées le plus ſouvent d'une fievre ou d'une pyrexie aiguë, paſſent d'un pays dans un autre

par le moyen des miasmes d'une qualité délétaire , gangréneuse , phlogistique , lesquels s'exhalent des cloaques,
des privés, des hôpitaux, des prisons,
des camps, des cimetieres ; telles sont
les maladies qu'on nomme *pestilentiel-*
les , putrides , malignes ; il y a aussi d'autres maladies produites par des miasmes d'une qualité différente, qui nous
est à peine connue , telles sont les ca-
tharres , les angines , les pleurésies
épidémiques, de même qu'un grand
nombre de phlegmasies éruptives, comme la petite vérole , la rougeole , la
fievre miliaire , & la peste même.

Ces maladies reconnoissent un principe commun , répandu dans l'air, dans
l'eau ou dans les alimens ; cependant
comme ce principe exerce son action
successivement dans différens pays , ce
qu'on ne peut point dire de l'eau ni
des alimens , à moins qu'ils ne soient
dans ces différentes régions , infectées
par l'influence des vapeurs pestilentiel-
les , méphitiques , &c. on doit , ce
semble , attribuer toutes les épidémies
à des miasmes répandus dans l'atmosphere , ou à des vapeurs qui s'exhalent
des lieux corrompus ; à ces principes

morbifiques fe jóignent le plus fouvent
la frayeur & la triftefle qui s'emparent
de prefque tous les habitans d'un même pays, fur-tout des pauvres dans
les temps de difette extrême ; des femmes dans les villes affiégées, & de
prefque tous les hommes, lorfqu'il
furvient des tremblemens de terre,
des orages furieux accompagnés d'é-
clairs & de tonnerre.

Les caufes les plus ordinaires des
maladies épidémiques font, 1°. les
guerres ; 2°. les tremblemens de terre;
3°. les inondations ; 4°. la cherté des
vivres ; 5°. les deffléchemens des marais ; 6°. les conftitutions de l'air ; toutes ces caufes concourent fouvent enfemble ou fe fuccedent les unes aux
autres.

Les maladies des armées tiennent le
premier rang parmi les maladies conta-
gieufes & malignes : elles ont leur fource dans la corruption intime des fucs
vitaux, à laquelle donne lieu un grand
nombre de caufes très-différentes entr'elles ; tels font, 1°. les alimens corrompus dont la faim oblige de fe nour-
rir ; 2°. les veilles affidues, les fatigues
continuelles, la crainte, la frayeur dont

on est saisi dans une ville assiégée ;
3°. les spectacles effrayans de cruauté
qu'on a devant les yeux ; 4°. la grande
multitude d'hommes & d'animaux raf-
semblés dans un camp, ce qui infecte
l'air d'exhalaisons fétides de différens
genres ; 5°. les vapeurs qui s'élevent
des latrines, dans le temps d'une dyffenterie, & qui communiquent, en
s'infinuant dans l'inteftin rectum, cette
maladie aux perfonnes faines ; 6°. les
cadavres, étendus fans fépulture fur le
champ de bataille, lefquels jettent la terreur dans l'ame & répandent dans le
voifinage, une puanteur horrible qui
donne lieu aux fievres malignes les plus
dangereufes ; 7°. les tremblemens de
terre, qui, outre la frayeur & d'autres
maux pareils à ceux que la guerre occafionne, font naître des maladies épidémiques par le moyen des exhalaisons
pernicieufes qui fortent des entrailles
de la terre bouleverfée par les tremblemens ; 8°. les débordemens des fleuves,
qui, en fe répandant dans les villes voifines, rempliffent les rues, & infectent
toutes les eaux potables, d'un limon qui
acquiert en peu de temps une puanteur
infoutenable, & corrompt prompte-

ment tout ce qui eſt ſubmergé, comme vins, huiles, bétail, denrées, toutes eſpeces de proviſions; ce qui occaſionne mille calámités & un grand nombre de maladies épidémiques; 9°. enfin rien n'eſt plus propre à faire naître ces maladies, que la corruption des poiſſons, des inſectes, des plantes dans les marais que l'art ou l'ardeur du ſoleil deſſechent. Il y a quelques années que l'on ſentit à Montpellier & au-delà une puanteur horrible provenant de quelques lacs éloignés de deux lieues de cette ville; cette puanteur donna naiſſance à un grand nombre de pleuréſies peſtilentielles.

Rien n'eſt ſi à craindre que la putréfaction; toutes nos humeurs s'y portent naturellement, ſur-tout celles que l'on nomme *excrémentitielles*; le ſang lui-même en eſt ſuſceptible, & beaucoup plus que la lymphe & la graiſſe, celle-ci l'eſt moins que toute autre humeur; mais les fermens délétaires, les miaſmes putrides la corrompent promptement.

Les matieres putrides renfermées dans les premieres voies font naître des rapports nidoreux, des nauſées, des cardialgies, des vomiſſemens, des colera-morbus, la nature faiſant tous ſes efforts pour expulſer ces matieres par le haut ou par le bas ; mais lorſque le ſang en eſt infecté, la nature, pour s'en délivrer, excite la fievre comme le plus ſûr moyen d'empêcher la ſtagnation de ces matieres, & d'en procurer l'expulſion par la voie des ſueurs ou des ſelles ; de là les fievres ſynoques, les fievres malignes, les fievres continues, tierces, & d'autres maladies appellées *putrides*. Lorſque ce levain deſtructeur eſt de nature à corrompre le tiſſu des ſolides, & à détruire par ſes vapeurs méphitiques, l'activité du fluide nerveux, ce qui eſt très-conforme aux expériences électriques, la gangrene s'empare alors des viſceres, dont elle affecte quelquefois pluſieurs à la fois, par exemple, les poumons, les inteſtins, &c. le pouls eſt alors ſemblable au pouls ſain, ou beaucoup plus foible, inégal, intermittent ; il paroît ſur la peau des taches pourprées, ou différentes effloreſcences ; le délire s'empare de l'ame, le malade meurt ; le nombre des morts augmente chaque jour, les cadavres ont le bas-ventre météorifé , & répandent, peu d'heures après la mort, une puanteur horrible. On découvre, en les ouvrant, des vifceres ramollis , noirâtres, des tumeurs brunes, verdâtres, noires, fanieufes. Ce font ces maladies qu'on appelle *malignes* ou *typhodes*: on ne peut, dans ces triftes circonftances , échapper à la mort, qu'autant que la matiere morbifique eft de nature à être portée dans des couloirs éloignés du cœur, d'où elle puiffe enfuite fortir du corps, ou au moins à fe dépofer fous la forme de charbons, de bubons, de puftules dans les glandes parotides, inguinales, axillaires, cutanées ; mais tous les malades n'ont pas ce bonheur; le venin de la pefte , par exemple , ne fe porte pas toujours dans ces glandes; on obferve en effet des peftes avortives, dont tous les malades meurent , parce que l'éruption des bubons, des charbons, n'a pas lieu; il en eft de même de la petite vérole avortive, dont l'éruption ne fe fait pas, la matiere morbifique, au lieu de fe porter à la peau, fe jetant fur les parties nobles, telles que le cerveau, les poumons, l'eftomac, d'où naiffent les engorgemens,

gorgemens, l'inflammation, la gangrene, la mort.

Toutes ces anomalies ont porté plufieurs Médecins à croire que la pefte
épidémique n'eft pas un genre unique
de maladie, mais un affemblage de plufieurs genres différens qui regnent à la
fois dans le même temps ; mais pour
peu qu'on y faffe attention , on s'ap-
percevra aifément que la pefte avortive
eft réellement une vraie pefte , de même que la petite vérole avortive eft
une vraie petite vérole, dans laquelle
il ne manque que l'éruption ; ou qui
emporte le malade , avant que l'éruption ait lieu. Ceux qui croient que l'é-
pidémie de pefte exclut les autres genres de maladies aiguës , me paroiffent mieux fondés. C'eft ce qu'ont ob-
fervé mes Collegues à Alais , en l'année 1721.

Je n'ignore pas que notre théorie
eft tournée en ridicule par *Chirac*, par
Deidier, & les autres Partifans de la
Secte Mécanique , lefquels regardent
toute efpece d'acrimonie & de virus
comme autant de chimeres , préten-
dant que l'engorgement des vaiffeaux
du cerveau peut fervir à expliquer,

Tome X.   E

fuivant les lois de la Mécanique & de l'Hydraulique, tous les phénomenes qu'on obferve dans les maladies malignes. *Voyez* le livre de Chirac, *de febribus*, au fujet duquel il dit : *exegi monumentum.....* *Je me fuis élevé un monument.....* mais il eft fort douteux fi ce monument triomphera du temps.

La cure des maladies de cette claffe eft jufqu'à préfent auffi difficile, que leur théorie eft obfcure ; les Anciens fe trompoient en voulant corriger & expulfer la matiere morbifique par le moyen des alexitaires & des fudorifiques, fans avoir aucun égard aux engorgemens inflammatoires ; mais en fe trompant, les Anciens ont montré aux Modernes la voie qu'ils doivent fuivre : tout le danger de ces maladies, dit *Galien*, confifte en ce que la nature troublée, & pour ainfi dire ftupéfiée, ne s'efforce point de combattre la matiere morbifique. Le Médecin doit donc, 1°. diffiper promptement ou prévenir par une ou deux faignées, les engorgemens inflammatoires ; 2°. expulfer fans délai, par le moyen des émétiques & des cathartiques, les faburres putrides des premieres voies ; 3°. corriger ensuite, par l'usage des anti-septiques, la putridité des humerus, & si la nature semble vouloir déposer la matiere morbifique dans les glandes inguinales, cutanées, &c. lui aider par le moyen des remedes convenables, en soutenant toutefois les forces du malade avec les cordiaux & les alexitaires ; 4°. enfin la quatrieme indication consiste à prévenir, à l'aide des remedes prophylactiques, ces maladies épidémiques dont on est menacé : le Médecin doit alors relever par son exemple le courage des malades, que la crainte abat le plus souvent.

Les alexitaires ou anti-septiques les plus vantés sont le camphre, le nitre, le quinquina, le vinaigre, les sucs des fruits acides, tels que les limons ; la serpentaire de Virginie, le contrayerva, la thériaque ; on prescrit ces remedes à petites doses, & on purge de temps en temps les malades ; l'expérience m'a appris que les purgatifs étoient aussi d'excellens anti-septiques. *Voyez* la cure de la peste, de la petite vérole maligne, de la fievre maligne, &c.

La cure prophylactique consiste à

fuir les occasions qui donnent lieu aux maladies épidémiques ; il faut par conséquent éviter les endroits où regne un air fétide & corrompu ; si on ne peut pas se souftraire à un pareil air, il faut le renouveller, le rafraîchir, le corriger par la vapeur du vinaigre, des aromates, de la poudre à canon : les prisons, les hôpitaux, les vaisseaux, les magasins doivent être munis d'un ventilateur ; il faut souvent changer ses vêtemens de laine ou de lin, il faut boire de l'eau pure ou corrigée par le vinaigre, renoncer à la viande pour ne vivre que de végétaux. *Boerhaave therapeut.* 1145. *Frider. Hoffmann. de venenis in patholog. cap.* 4. 9.

Maladies miasmatiques.

Suette éphémere.
Synoque dyssentérique.
Synoque ardent.
Synoque miliaire.
Fievre maligne nerveuse.
Fievre maligne des camps.
Synoque variolique.
Synoque pleurétique.
Synoque d'hiver.
Fievre maligne des prisons.

Fievre maligne comateuse.
Fievre maligne d'Egypte.
Fievre maligne ictérique.
Quotidienne continue humorale.
Quotidienne continue épiale.
Quotidienne continue phricodes.
Quotidienne continue de Hon-
   grie.
Quotidienne continue angineuse.
Quotidienne continue des marais.
Tierce continue ardente.
Tierce continue assode.
Tierce continue leipyrique.
Tierce légitime.
Tierce carotique.
Tierce presque continue.
Peste ordinaire.
Petite vérole miliaire.
Fievre vésiculaire des camps.
Rougéole anomale.
Quotidienne continue hémitritée.
Quotidienne continue miliaire.
Quotidienne continue bouffonne.
Quotidienne continue bilieuse.
Tierce continue d'Amérique.
Tierce continue carotique.
Tierce continue trompeuse.
Tierce pétéchiale.
Tierce double.

E iij

Quarte légitime.
Petite vérole bénigne.
Petite vérole confluente.
Rougeole ordinaire.
Miliaire bénigne.
Miliaire maligne.
Viliaire des Matelots.
Pourpre malin.
Phrénéſie ſynoquale.
Pleuréſie bilieuſe.
Pleuréſie putride.
Eſquinancie des amygdales.
Eſquinancie ulcéreuſe.
Péripneumonie vraie.
Péripneumonie maligne.
Péripneumonie éruptive.
Toux convulſive.
Suette miliaire.
Pourpre bénin.
Phrénéſie miliaire.
Pleuréſie vraie.
Pleuréſie vermineuſe.
Pleuréſie catarrhale.
Inflammation vermineuſe du cer-
  veau.
Eſquinancie épidémique.
Eſquinancie éruptive.
Péripneumonie putride.
Péripneumonie catarrhale.

Toux féroce.

Orthophnée péripneumonique.

Angine bronchos.

Catarrhe épidémique.

Asphyxie causée par la vapeur du charbon.

Affection scorbutique de la bouche.

Dyssenterie des armées.

Syncope causée par l'antipathie.

Scorbut Septentrional.

Cardialgie causée par l'antipathie.

Asphyxie causée par des vapeurs méphitiques.

Asphyxie causée par le moût de vin.

Goutte sereine.

Dyssenterie équinoxiale.

Diarrhée bilieuse.

Sudorifiques.

Eaux générale, thériacale, impériale, eau des Carmes, eau de la Reine de Hongrie, depuis une drachme jusqu'à quatre.

Sirops de cannelle, de fleurs d'oranger, de quinquina, depuis deux drachmes jusqu'à une once.

Elixir de propriété, élixir thériacal, élixir de vitriol, depuis cinq gouttes jusqu'à vingt.

E iv

Huile essentielle de canelle, à la dose d'une goutte dans une mixture.

Esprit de vin camphré, depuis quatre gouttes jusqu'à dix.

Vinaigre des quatre voleurs, depuis une drachme jusqu'à quatre ; vinaigre thériacal, à la dose de six drachmes.

Essence céphalique, depuis six gouttes jusqu'à vingt.

Vinaigre distillé, à la dose de quatre drachmes tous les quarts-d'heure dans une mixture.

Teinture de corail, depuis six gouttes jusqu'à vingt.

Fleurs de benjoin, sel volatil huileux, sel volatil de succin, depuis deux grains jusqu'à douze.

Gouttes d'Angleterre, de Montpellier, d'æther vitriolique, teinture de sel de tartre, teinture d'antimoine, depuis quatre gouttes jusqu'à vingt.

Lilium de *Paracelse*, depuis une drachme jusqu'à quatre.

Teinture d'ambre gris, depuis deux gouttes jusqu'à huit.

Vin de quinquina, depuis une once jusqu'à quatre.

La thériaque d'Andromaque, le mithridate, la confection alkermès, la poudre de la comtesse, la poudre d'ambre gris, la poudre d'or de *Zellius*, depuis 12 grains jusqu'à une drachme.

Kermès minéral, depuis un grain jusqu'à deux.

Poudre diarrhodon, depuis six grains jusqu'à vingt.

Opiat de Salomon, depuis un scrupule jusqu'à une drachme.

Trochisques de cachou avec la cannellé, trois ou quatre.

Sirops de stæchas, d'œillets, depuis une drachme jusqu'à quatre.

Extrait de genievre, à la dose d'une drachme.

Ecorces de citron confites, à la dose de quatre drachmes.

Poudre de viperes, depuis douze grains jusqu'à trente.

Sel volatil de viperes, de corne de cerf, depuis six grains jusqu'à vingt.

Bézoart Oriental, depuis dix grains jusqu'à vingt.

Fleurs de sel ammoniac, depuis six grains jusqu'à douze.

Camphre, depuis cinq grains jusqu'à quinze.

Safran, depuis trois grains jusqu'à huit.

E v

Fleurs de foufre, depuis dix grains jufqu'à une drachme.

Fleurs de benjoin, depuis trois grains jufqu'à trente.

Efprit volatil d'urine, à la dofe de fix gouttes.

Eau de Luce, à la dofe de dix gouttes.

Fumigations d'eau-de-vie, de baies de genièvre, de fuccin.

Étuves domeftiques, étuves d'eaux thermales, marc de raifins, feuilles de bois d'aune.

CLASSE VII.

MALADIES PHLOGISTIQUES,

Morbi phlogiftici.

CES maladies font ainfi nommées du mot Grec, *phlogizo*, j'enflamme, parce qu'elles font accompagnées d'une chaleur inflammatoire, excitée ou par une caufe externe, telle que l'infolation, le feu ; ou par une caufe interne, telle que le développement & le frottement des particules ignées & âcres. *Voyez* la théorie des phlegmafies.

Ceux qui travaillent vis - à - vis des

fournaiſes ardentes , ou qui reſtent long-temps expoſés à l'ardeur du ſoleil, ſont ſujets à la manie , à l'ophtalmie , à la fievre ardente , &c. Et ſi dans ces circonſtances ils boivent imprudemment de l'eau froide , ou qu'ils s'expoſent à un air froid , ils contractent des pleuréſies , des péripneumonies , des rhumatiſmes , & d'autres maladies inflammatoires ; les Américains qui commettent la même imprudence , ſont ſujets au tic & au tétanos.

La plupart des maladies inflammatoires dépendent des cauſes internes , telles que la pléthore , la ſuppreſſion des regles , les paſſions de l'ame , les obſtructions des viſceres ; de là ces mouvemens violens de fievre , que la nature excite , pour réſoudre les obſtructions , pour donner iſſue au ſang , &c. mouvemens d'où dépendent la chaleur & les engorgemens inflammatoires. Les maladies phlogiſtiques ſont le plus ſouvent accompagnées de ſaburres putrides dans les premieres voies , ſur-tout dans ce pays , où il eſt très-rare que ces maladies ſoient pures & exemptes de putridité ; on les obſerve cependant telles aſſez ſouvent chez les payſans ,

E vj

chez les montagnards, qui menent
une vie dure & exercée par de péni-
bles travaux, ne se nourrissant que de
végétaux, étant accoutumés à toutes
les vicissitudes de l'air, & doués d'un
sang chaud & d'un tissu fibreux fort &
vigoureux.

La chaleur ardente, la douleur; la
vitesse, la tension, la fréquence du
pouls; la soif, la sécheresse, l'insomnie, sont les signes auxquels on connoît les maladies phlogistiques; & lorsque l'inflammation a son siege dans une
partie extérieure, on observe dans cette
partie une tumeur, accompagnée de
rougeur, de tension, & quelquefois
de pulsation. Ces maladies sont le plus
souvent du nombre des maladies aiguës, elles attaquent principalement
les paysans, les ouvriers, les personnes
robustes, les jeunes gens bilieux, les
sanguins; les vieillards, les enfans, les
personnes foibles, douées d'un tempérament pituiteux y sont beaucoup moins
sujettes; on doit mettre au nombre des
maladies phlogistiques, 1°. les phlegmasies membraneuses pures, telles que la
pleurésie, la phrénésie, l'inflammation
des boyaux; 2°. les phlegmasies paren-

chymateuses, comme la péripneumonie, l'inflammation des reins, du foie,
&c. 3°. les fievres ardentes, telles que
la synoque ardente, la tritéophye ardente, &c. 4°. enfin le rhumatisme inflammatoire, la dyssenterie, &c.

La cure exige, pour calmer l'effer-
vescence & l'impétuosité du sang, des
saignées copieuses & réitérées, une
diete liquide, une boisson délayante,
rafraîchissante, nitrée, légérement acide, des émulsions, une limonade vé-
gétale ou minérale ; les bains & les
demi-bains sont aussi très-utiles, après
que les premieres voies ont été éva-
cuées par des cathartiques doux ; si la
nature s'efforce d'établir quelque évacuation critique par la voie des cra-
chats, des urines, des sueurs, des selles, des menstrues, &c. il faut lui
aider, en diminuant les résistances de
la part des couloirs, & en conservant
la fievre dans un juste degré. Lorsque
l'inflammation se refuse à la résolution,
il faut alors faciliter la suppuration de
la partie enflammée, donner issue au
pus, procurer la détersion de l'ulcere
& la formation de la cicatrice : *Boer-*
haave, aphor. 370. & aphor. 92. & 270.

1006. Voyez auſſi dans notre *Noſologie*, ce que nous avons dit ſur la cure des maladies inflammatoires.

Maladies phlogiſtiques.

Ephémere occaſionnée par la phlo-
  goſe.
Suette éphémere.
Synoque tragique.
Synoque ardent.
Synoque dyſſentérique.
Tierce continue d'Amérique.
Tierce continue élode.
Tierce continue leipyrique.
Tierce double.
Fievre éryſipélateuſe.
Phrénéſie calenture.
Paraphrénéſie pleurétique.
Paraphrénéſie hépatique.
Pleuréſie dorſale.
Pleuréſie hépatique.
Phrénéſie vraie.
Phrénéſie ſynoquale.
Paraphrénéſie diaphragmatique.
Pleuréſie vraie.
Pleuréſie du médiaſtin.
Pleuréſie bilieuſe.
Inflammation légitime d'eſtomac.
Inflammation ſpontanée de la veſſie.

Inflammation fpontanée du cer-
veau.
Inflammation fpontanée du cœur.
Efquinancie, appellée *oreillons*.
Efquinancie de la trachée artere.
Efquinancie, appellée *prunella*.
Péripneumonie ardente.
Inflammation du méfentere.
Inflammation fternocoftale de l'ef-
tomac.
Inflammation épidémique du cer-
veau.
Efquinancie des amygdales.
Efquinancie du pharynx.
Efquinancie hépatique.
Péripneumonie pure.
Péripneumonie des phthifiques.
Inflammation éryfipélateufe du foie.
Inflammation pleurétique du foie.
Convulfion fébrile.
Léthargie céphalitique.
Ephémere ardente.
Synoque (*Synocha*) ardente.
Synoque (*Synocha*) céphalalgique.
Synoque (*Synochus*) pleurétique.
Synoque (*Synochus*) bilieux.
Tierce continue ardente.
Tierce légitime.
Tierce continue affode.

Fievre eryſipélateuſe occaſionnée par une brûlure.

Inflammation muſculaire du foie.

Inflammation cyſtique du foie.

Vraie inflammation des reins.

Carus occaſionné par un coup de ſoleil.

Laſſitude occaſionnée par la chaleur.

Ardeur externe.

Ophtalmie chemoſis.

Rhumatiſme aigu.

Crémaſon produit par une phlogoſe.

Anxiété fébrile.

Tranſport, appellé *calenture*.

Chloroſe d'Amérique.

Gangrene occaſionnée par la brûlure.

Ardeur interne.

Ophtalmie humide.

Douleur inflammatoire des oreilles.

Rhumatiſme chaud.

Cardialgie inflammatoire.

Tranſport fébrile.

Dyſſenterie équinoxiale.

Chloroſe d'Afrique.

Gangrene occaſionnée par une inflammation.

CLASSE VIII.

MALADIES SANGUINES,

Morbi sanguinei.

CES maladies font occafionnées & entretenues par la pléthore, à laquelle donne lieu l'ufage abondant d'alimens fucculens, dont la digeftion fe fait bien; la pléthore eft auffi l'effet de la fuppreffion ou de la diminution des écoulemens auxquels on eft fujet, principalement des flux de fang, tels que les menftrues, le flux hémorroïdal, &c. les maladies fanguines different des phlogiftiques, en ce que celles-ci font accompagnées d'une fievre inflammatoire, au lieu que la fievre, qui accompagne quelquefois les maladies fanguines caufées par une pléthore émue, ne préfente aucun figne d'inflammation.

La pléthore a lieu, lorfque le fang bien conditionné d'ailleurs, peche par une furabondance nuifible à la fanté.

La ménoftafe (*menoftafis*) confifte

dans la fuppreffion, le retard, ou la diminution des flux de fang périodiques auxquels on eft fujet.

La plupart des maladies fanguines, qui attaquent les femmes groffes ou exemptes de groffeffe, ont leur fource dans la ménoftafe, c'eft pourquoi la faignée guérit la plupart des maladies auxquelles les femmes font fujettes pendant leur groffeffe.

La pléthore eft appellée locale, lorfqu'une partie déterminée contient un quantité de fang fupérieure à celle qu'exige l'état de fanté.

Les vaiffeaux de la pie-mere & du cerveau paroiffent prefque toujours, après la mort, plus remplis de fang que ceux des autres parties du corps, parce que la peau, refferrée par la preffion de l'atmofphere, chaffe le fang de la circonférence au centre; & comme le cerveau fe trouve, par le moyen du crâne, à l'abri de cette preffion, le fang s'y porte & s'y accumule plus facilement que dans toute autre partie.

Cure des Maladies pléthoriques considérées comme telles.

1°. On s'abstiendra des alimens succulens & fort nourrissans, tels que les viandes, le pain, les soupes ; on leur substituera des crêmes farineuses, des bouillons fort légers pris en petite quantité ; l'eau pure suffit dans le commencement des maladies aiguës, & l'on voit tous les jours des blessés & des fiévreux guérir plus promptement en ne prenant que de la tisane pendant quelques jours pour toute nourriture.

2°. On diminuera la quantité du sang par des saignées réitérées faites à la veine la plus commode, & il n'y a guere d'autre motif qui puisse déterminer le choix d'une veine, à moins qu'on ne veuille se conformer aux préjugés des assistans ou des vieux Médecins.

Lorsque la pléthore n'est que locale, & que l'état du pouls ne permet pas la saignée, il faut appliquer au voisinage de la partie pléthorique, des sangsues dont on coupe la queue pour qu'elles sucent une plus grande quantité de fang ; lorfqu'elles en font bien gorgées, on leur fait quitter la peau, en jetant fur leur corps du fel ou de la cendre.

3°. Les émétiques & les cathartiques, en évacuant les premieres voies, diminuent auffi la quantité du fang, parce qu'ils attirent vers le couloir des inteftins une partie des humeurs dont le fang fe décharge par cette voie.

Lorfque la pléthore a fa fource dans la fuppreffion de quelqu'écoulement habituel, fur-tout d'un flux de fang, la principale indication à remplir eft de rappeller cet écoulement ; la faignée feule produit quelquefois cet effet chez les perfonnes pléthoriques; les bains de pieds chauds, les bouillons délayans & apéritifs, la promenade, les emménagogues fous forme de tifane ou de bouillons produifent auffi le même effet ; on doit prefcrire pour le même but les martiaux & les réfineux aux fujets phlegmatiques. Pour rappeller l'écoulement hémorroïdal, on applique fur les hémorroïdes des fomentations émollientes ; on les irrite enfuite par l'ufage interne des remedes aloétiques, & lorfqu'elles paroiffent fort gonflées, on les ouvre avec une lancette, ou bien on y applique des sangsues. *Boerhaav. Aphorism.* 106.

Maladies sanguines occasionnées par une pléthore universelle ou locale, vraie ou apparente.

Ephémere pléthorique.
Synoque (*synochus*) sanguin.
Tremblement pléthorique.
Ecclampsie des femmes en couche.
Danse de S. Guy pléthorique.
Toux hémophthysique.
Asthme pléthorique.
Orthopnée cardiaque.
Obscurcissement de la vue.
Anorexie pléthorique.
Epilepsie pléthorique.
Toux des femmes grosses.
Dyspnée pléthorique.
Orthopnée péripneumonique.
Douleur pléthorique de poitrine.
Goutte sereine pléthorique.
Epuisement fébrile.
Catalepsie causée par la ménostase.
Carus fébrile.
Rhumatisme aigu.
Rhumatisme chaud.
Paraplégie sanguine.

Syncope pléthorique.
Carus spontané.
Apoplexie sanguine.
Rhumatisme ordinaire.
Céphalalgie pléthorique.
Céphalalgie menstruelle.
Céphalalgie pulsatile.
Migraine hémorroïdale.
Ophthalmie de la choroïde.
Tous les anévrismes du cœur.
Colique pléthorique.
Néphralgie hémorroïdale.
Douleurs phlegmoneuses des ma-
melles.
Sciatique rhumatismale.
Douleur inflammatoire du fonde-
ment.
Berlue myode.
Tintouin pléthorique.
Synoque (*synocha*) pléthorique.
Tierce pleurétique.
Ecclampsie pléthorique.
Nausée des femmes grosses.
Vomissement hémorroïdal.
Dysurie hémorroïdale.
Ecoulement des eaux des femmes
grosses.
Hydropisie ascite chaude.
Hydropisie sanguine de la matrice.

Céphalalgie hémorroïdale.
Céphalalgie fébrile.
Céphalalgie des femmes grosses.
Ophtalmie *chemosis*.
Douleur des dents des femmes
  grosses.
Coliques des femmes grosses.
Colique phlogistique.
Néphralgie rhumatismale.
Sciatique sanguine.
Douleur du fondement causé par
  des hémorroïdes.
Vertige pléthorique.
Bévue fébrile.
Tintouin céphalalgique.
Tintouin appellé *bombus*.
Délire des femmes à la suite des
  couches.
Hémorragie pléthorique.
Hémoptysie accidentelle.
Hémoptysie habituelle.
Hémoptysie d'*Helwigius*.
Hémoptysie menstruelle.
Vomissement de sang menstruel.
Hémoptysie périodique.
Vomissement pléthorique de sang.
Maladie noire occasionnée par la
  rupture d'un vaisseau sanguin.
Vomissement des femmes grosses.

Ischurie lunatique.
Jauniße fébrile.
Ictere rouge pléthorique.
Pißement violent de ſang.
Pißement de ſang hémorroïdal.
Ménorrhagie immodérée.
Ménorrhagie par diſtillation.
Vuidanges.
Flux hépatique méſentérique.
Flux hémorroïdal modéré.
Dyßenterie bénigne.
Dyßenterie des femmes groſſes.
Hypocondrerie ſanguine.
Oubli pléthorique.
Hémorragie critique.
Sueur de ſang.
Dyſurie des nouvelles mariées.
Phlegmaſie occaſionnée par la mé-
  noſtaſe.
Hydropiſie aſcite ſanguine.
Ischurie néphrétique.
Jauniße pléthorique.
Jauniße qui ſurvient dans une fiè-
  vre maligne.
Pißement ſpontané de ſang.
Pißement de ſang gouttes à gouttes.
Ménorrhagie difficile.
Ménorrhagie des femmes groſſes.
Ménorrhagie erronée.

Flux

Flux hépatique de fang pur.
Flux hémorroïdal occafionné par
un polype.
Flux hémorroïdal immodéré.
Dyffenterie menftruelle.

CLASSE IX.

MALADIES BILIEUSES,

Morbi biliofi.

CES maladies font occafionnées par
la furabondance & l'acrimonie extraordinaire de la bile ; elles attaquent le
plus fouvent les perfonnes douées d'un
tempérament bilieux , dont voici les
fignes , qui fervent auffi à faire connoître ces maladies.

Signes du tempérament bilieux. Séche-
reffe & chaleur du corps ; efprit gai,
vif, entreprenant, porté à la colere
& aux querelles ; vie active & labo-
rieufe ; pouls fort & vîte ; vifage rouge ; peau feche & maigre ; fang fluide
& âcre ; battemens vigoureux du cœur
& des arteres ; les perfonnes bilieufes, lorfqu'elles font malades, s'échauf-
fent facilement , font beaucoup alté-

Tome X. F

rées & rendent beaucoup de bile par
haut ou par bas ; elles font fujettes
aux fievres ardentes & aux maladies
inflammatoires ; l'ufage des acides &
des boiffons froides les foulage ; tout
ce qui eft au contraire chaud, âcre,
fec, leur eft nuifible.

La féchereffe & l'acrimonie alca-
lefcente des humeurs indiquent, dans
les maladies bilieufes, l'ufage des alimens & des médicamens délayans &
rafraîchiffans ; tels font les acides foit
végétaux, foit foffiles, délayés dans
beaucoup d'eau; tels font les herbages
tendres, les fruits aqueux & légérement acides; tels font les catharriques
délayans, comme les eaux minérales
acidules, les tamarins, les pruneaux,
la caffe. On emploie auffi avec fuccès
les remedes apéritifs vulgairement appellés hépatiques, tels que la chicorée, le piffenlit, le houblon, la fu-
meterre, l'aigremoine, la rhubarbe,
ou même des apéritifs plus actifs, fi
le foie eft attaqué d'obftruction froide.
Tous ces remedes font propres à exciter la fecrétion de la bile, à purger
les inteftins & à délayer la maffe du
fang. *Voyez la cure de la Jauniffe.* Boer-

haave , *Aphorism: 76. inſtitut. therap.*
788:

On doit rapporter à cette claſſe les maladies phlogiſtiques qui ſont accompagnées de fievre ou de pyrexie.

Maladies bilieuſes.

Anorexie bilieuſe.
Aſthénie d'Amérique.
Typhomanie *agrypnocoma.*
Crémaſon bilieux.
Colique bilieuſe d'eſtomac.
Céphalalgie ſtomachique.
Céphalalgie fébrile.
Hépatalgie calculeuſe.
Hépatalgie cauſée par le verd-de-gris.
Hoquet inflammatoire.
Hoquet dyſſentérique.
Hypocondrerie bilieuſe.
Soif fébrile.
Paralyſie bilieuſe.
Typhomanie continue.
Prurit ictérique.
Crémaſon des Suédois.
Maladie noire atrabilaire.
Vomiſſement cauſé par un poiſon.
Vomiſſement atrabilaire.
Vomiſſement marin.

Colera caufé par un poifon.
Colera accompagné de jauniffe.
Colera des Indiens.
Diarrhée bilieufe.
Diarrhée intermittente.
Tenefme fpontané.
Ptyalifme verd.
Jauniffe caufée par le venin dè la vipere.
Jauniffe hépatique.
Dyffenterie des camps.
Dyffenterie intermittente.
Vomiffement bilieux.
Colique bilieufe.
Céphalalgie traumatique.
Cardialgie caufée par la faburre.
Hépatalgie de *Petit*.
Hoquet critique.
Hoquet éruptif.
Vertige ftomachique.
Tranfport fébrile.
Soif caufée par des évacuations exceffives.
Dyffenterie épidémique.
Dyffenterie équinoxiale.
Vomiffement occafionné par un coup reçu à la tête.
Vomiffement iliaque.
Colera fpontané.

Colera dyffentérique.
Colera intermittent.
Naufée bilieufe.
Diarrhée avec tranchées.
Diarrhée caufée par une fuperpur-
gation.
Expectoration bilieufe.
Jauniffe fébrile.
Jauniffe intermittente.
Jauniffe caufée par des obftructions.

CLASSE X.

MALADIES DE SABURRE;

Morbi faburrales.

ON donne le nom de *faburre* aux
fucs viciés des premieres voies, lorfqu'ils font les reftes d'une mauvaife
digeftion ; on dit que la faburre eft
crue, lorfque les alimens à peine di-
gérés confervent leurs qualités naturelles ; elle eft *acide*, lorfque les alimens, fur-tout les végétaux, ont
contracté, par leur féjour dans l'eftomac & par le vice de la falive, un
commencement de fermentation ; de

là les vents, les rapports, les morsures de l'estomac, la coagulation du lait; la saburre est *nidoreuse*, lorsque les sucs viciés qui la constituent sont le produit des viandes mal digérées & en quelque sorte putréfiées; de là la puanteur de la bouche, les nausées, l'aversion pour les bouillons, la soif des boissons acides, des diarrhées fétides, bilieuses, &c. Enfin on distingue la saburre qui accompagne différentes maladies, en *primitive*, qui provient de la qualité ou de la trop grande quantité des alimens pris avant la maladie; & en *secondaire*, à laquelle donne naissance la mauvaise digestion des alimens, occasionnée par la maladie elle-même.

La saburre, soit primitive, soit secondaire, est si commune dans les maladies, que plusieurs Médecins appellés par *Harvée*, *stercoraires* (stercorarii), la regardent comme le principe de presque toutes les maladies; il est vrai qu'il est très-peu de maladies, soit aiguës, soit chroniques, qui n'exigent dans leur commencement ou pendant leur cours, l'usage des cathartiques pour rétablir les digestions, pour résoudre les obstructions des visceres,

pour expulfer la faburre des premieres
voies, ou la cacochylie du fang; il
faut cependant s'abftenir des irritans,
lorfque l'eftomac ou les inteftins fe
trouvent affectés de phlogofe, de tenfion, de fenfibilité exceffive, de féchereffe, & toutes les fois qu'il y a conftipation; il faut dans ce cas avant de
purger, faire précéder l'ufage des apozemes, des bouillons humectans, des
lavemens émolliens, de l'eau de poulet, de la faignée, ou n'employer que
des purgatifs très-doux, qui foient
pulpeux, aqueux, gommeux, & s'abftenir fur-tout des réfineux.

On doit ufer des mêmes précautions
à l'égard des émétiques, lorfqu'ils font
indiqués par la pefanteur d'eftomac,
par les cardialgies, les naufées, l'amertume de bouche, la céphalalgie, le
vertige; on doit les délayer dans une
grande quantité d'eau qu'on partage
en plufieurs dofes; on délaye, par
exemple, une once de vin émétique
dans douze ou quinze onces d'eau,
qu'on divife en deux dofes; le malade
en prend la moitié tiede de quart
d'heure en quart d'heure, il en réfulte

un vomiſſement facile & aſſez abondant ; on peut de même faire fondre
quatre ou cinq grains de tartre ſtibié
dans douze onces d'eau qu'on partage
en trois doſes à prendre à de pareils intervalles ; l'ipécacuanha en poudre depuis quinze grains juſqu'à vingt-cinq,
excite pour l'ordinaire aux adultes un
vomiſſement ſuffiſant ; l'oxymel ſcilli-
tique à la doſe d'une once produit le
même effet dans pluſieurs circonſtances : on doit faciliter le vomiſſement
par une boiſſon abondante d'eau tiede.
Boerhaave, aphor. 642. therapeut. 1202
ad 1220.

Maladies de ſaburre.

Ephémere avec nauſée.
Tierce émétique.
Ecclampſie cauſée par la ſaburre.
Cochemar cauſé par la ſaburre.
Toux ſtomacale.
Dyſpnée occaſionnée par l'eſtomac.
Dégoût cauſé par la ſaburre.
Défaillance cauſée par la ſaburre.
Quotidienne continue avec hoquet.
Tremblement cauſé par la ſaburre.
Affection hyſtérique produite par
   la ſaburre.

Naufée occafionnée par la fuburre.
Vomiffement de faburre.
Colera caufé par la faburre.
Diarrhée ordinaire.
Ptyalifme avec naufées.
Ptyalifme des Lappons.
Rots nidoreux.
Sueur fébrile.
Céphalalgie ftomacale.
Colique accidentelle.
Vertige ftomacal.
Vomiffement occafionné par la cra-
 pule.
Vomiffement accompagné de rage.
Diarrhée ftercoreufe.
Bâillement ftomacal.
Toux convulfive.
Afthme ftomacal.
Anorexie caufée par la faburre.
Syncope ftomacale.
Catarrhe épidémique.
Cardialgie caufée par la faburre.
Douleurs des reins, caufée par la
 faburre.
Diarrhée fébrile.
Ptyalifme occafionné par le créma-
 fon.
Rots acides.

F v

Puanteur de bouche provenant de l'eſtomac.
Sueur occaſionnée par la ſaburre.

Emétiques.

Tartre ſtibié, depuis un grain juſqu'à cinq; ou bien faites fondre deux,
quatre, ſix grains de tartre ſtibié dans
douze onces d'eau; que le malade en
prenne la quatrieme ou la troiſieme
partie de quart d'heure en quart d'heure, juſqu'à ce qu'il vomiſſe.

Vin émétique, depuis une drachme
juſqu'à ſix ou huit; ou bien mêlez une
once & demie de vin émétique dans
trois ou quatre verres d'eau; le malade
en prendra un tous les quarts d'heure.

On ne doit jamais preſcrire d'émétiques, qu'on n'ait auparavant exa-
miné ſi le bas-ventre eſt douloureux;
s'il eſt tendu; le malade doit, dans ce
cas, faire uſage de lavemens & d'eau
de poulet; s'il eſt pléthorique, il faut
le plus ſouvènt lui preſcrire une ſaignée
avant de le faire vomir.

Semences contuſes de raifort à la
doſe d'une drachme; en décoction à la
doſe de deux drachmes.

Oxymel scillitique à la dose d'une once & demie.

Eau-de-vie d'Allemagne, depuis demi-once jusqu'à une once & demie.

Dans les maladies chroniques ; sirop émétique de Glauber, depuis quatre gouttes jusqu'à douze pour les enfans & pour les femmes.

Ipécacuanha en poudre, depuis quatre grains jusqu'à vingt-cinq ; lorsqu'il s'agit de resserrer le ventre, on l'emploie à la dose d'une drachme en infusion dans huit onces d'eau, qu'on partage en deux doses ; associé aux cathartiques à la dose de deux ou trois grains, il en aiguise l'action ; incorporé, à la dose d'un grain, dans les opiats, il entraine les matieres visqueuses des premieres voies, & rétablit par son usage réitéré le ton de ces parties.

Turbith minéral, depuis deux grains jusqu'à quatre, avant le paroxisme hydrophobique.

Onguent de pain de porceaux appliqué sur le bas-ventre sous forme de liniment.

Les eaux de Vals & d'Alais, prises en grande quantité & coup sur coup, sont très-utiles pour exciter le vomisse-

ment dans les maladies chroniques accompagnées de féchereffe ; on emploie
pour le même effet, les eaux de Balaruc dans les maladies chroniques féreufes & accompagnées d'atonie.

Cathartiques doux pour les fujets fenfibles.

Extrait de caffe , depuis demi-once
jufqu'à trois onces.

Pulpe de caffe à la dofe de deux
onces.

Manne depuis une once jufqu'à trois.

Tamarins à la dofe d'une once en
décoction dans un verre d'eau.

Pruneaux , au nombre de douze , en
décoction dans un verre d'eau.

Huile d'amandes douces qu'on prend
deux ou trois fois le jour, dans les ma-
adies inflammatoires , depuis une once
Jufqu'à trois.

Eaux acidules de Vals , d'Alais , dans
les maladies exemptes de fievre ; on
les boit chaudes , à la dofe de huit livres dans l'efpace de deux heures.

Eaux thermales de Balaruc , dans les
maladies froides ; on les boit chaudes,
à la quantité de fix ou de huit livres
dans l'efpace de deux heures.

Les eaux acidules qu'on prefcrit en

été aux personnes douées d'un tempérament bilieux, sec, chaud, doivent être rendues plus purgatives par l'addition de la manne, de la rhubarbe, d'un sel cathartique ; il est de même des eaux thermales qu'on prescrit en hiver aux sujets dont le tempérament est froid & pituiteux ; on doit les aiguiser par l'addition d'un sel cathartique, du jalap, de la scammonée, de la poudre de tribus &c. du tartre vitriolé, de la crême de tartre.

On emploie pour édulcorer les cathartiques médiocres, une infusion de fleurs de violettes, ou de mauve ; une décoction de casse, de tamarins, de polypode, de cuscute, ou quelques verres d'eau acidule qu'on prend en même temps. Dans le commencement des maladies aiguës, on aiguise l'action des purgatifs par l'addition d'un grain de tartre stibié, d'une drachme de vin émétique, de dix grains de jalap, de deux ou trois grains de scammonée, d'une ou deux drachmes de sel cathartique, d'un ou deux grains de résine de jalap, d'une ou deux drachmes de magnésie blanche, d'une ou deux drachmes de terre foliée de tartre.

Sels de Glauber, d'Epſom, de Sed-
lits, de la Rochelle, ſel polychreſte,
depuis une once juſqu'à une once &
demie, dans une livre d'eau.

Nous ne preſcrivons preſque jamais
dans ce pays les purgatifs ſous forme
ſeche, ſur-tout dans les maladies aiguës
& fébriles; on peut les employer ſous
cette forme dans les maladies pituiteuſes & froides.

Feuilles de ſéné, depuis une drachme juſqu'à trois, en infuſion dans un
verre d'eau; la poudre de ces feuilles
entre dans la compoſition des pilules
cochées. On corrige l'acrimonie du
ſéné en le faiſant infuſer dans de la
limonade, ou dans une décoction de
pruneaux, de dattes, de ſébeſtes, de
figues, de caſſes, de tamarins; les fol-
licules de ſéné ont, à la même doſe,
à peu près la même vertu que les
feuilles; leur infuſion eſt noirâtre.

*Dans les maladies chroniques, pour les
ſujets d'un tempérament froid & pituiteux.*

Aloès, pilules d'aloès, depuis un
ſcrupule juſqu'à une drachme.

Pilules cochées, depuis un demi-ſcru-
pule juſqu'à deux.

Poudre de cornachine ou de tribus, depuis un demi-scrupule jusqu'à une drachme.

Tablettes de citron, depuis deux drachmes jusqu'à six.

Poudre composée de quarante grains de rhubarbe & d'autant de crême de tartre.

Cathartiques astringens composés de rhubarbe, de rhapontic, de myrobolans.

Rhubarbe en poudre, dans les maladies chroniques exemptes de fievre, depuis dix grains jusqu'à deux scrupules; en infusion dans un verre d'eau, depuis une demi-drachme jusqu'à une drachme & demie; on y ajoute pareille dose de crême de tartre.

Hydragogues.

Broyez pendant long-temps dans un mortier un scrupule de jalap avec un peu de sucre; on prend cette poudre en buvant par dessus une infusion théiforme.

Broyez pendant long-temps dans un mortier deux grains de résine de jalap avec un petit morceau de sucre & trois amandes; ajoutez-y une drachme de sirop de capillaire. Faites prendre à un enfant qui refuse tout autre purgatif.

Broyez dans un mortier de marbre dix ou quinze grains de scammonée, avec deux amandes douces, ou avec une once de suc de limons, en versant dessus peu à peu dix onces d'émulsion préparée avec les amandes & les semences froides; partagez en deux doses.

Broyez très-exactement, dans un mortier de marbre, douze grains de réfine de jalap, trois grains de scammonée avec un morceau de sucre; faites une émulsion, en ajoutant peu à peu six onces d'eau. Ce purgatif n'a rien de désagréable.

Jetez une once de crême de tartre dans une livre de lait bouillant; coulez le petit-lait. Ce remede purge agréablement.

Sirop de nerprun, depuis une once jusqu'à deux.

Ces cathartiques âcres pris en été sous la forme de bols ou de poudre, excitent, dans ce pays, aux jeunes gens d'un tempérament bilieux & sec, des tranchées, des diarrhées, la dyssenterie; c'est pourquoi on doit préférer les cathartiques doux & médiocres en décoction ou en infusion assez copieuse.

Réfine de gayac, depuis une demi-drachme jufqu'à une drachme, pour les goutteux.

Manne diffoute dans l'eau, à la dofe d'une once, firop de chicorée, compofé de rhubarbe à la même dofe, pour les enfans.

CLASSE XI.

MALADIES GLAIREUSES,

Morbi pituitofi.

ON donne le nom de *glaire* ou de *pituite* à l'humeur mucilagineufe & vifqueufe, qui lubréfie l'intérieur des narines, de l'œfophage, de l'eftomac, des inteftins de la veffie, des poumons, &c. & qui défend ces parties de la féchereffe & de l'acrimonie des corps étrangers; lorfque cette humeur muqueufe, infipide & ténace eft trop abondante, de maniere que les papilles nerveufes des organes s'en trouvent farcies; elle détruit ou affoiblit confidérablement l'odorat, le goût, la faim, la foif, &c. elle excite des fentimens de pefanteur à l'eftomac, empêche la digeftion, fait naître des vomiffemens, des diarrhées pituiteufes, accumulée dans les uréteres ou dans la veffie; elle occafionne des piffemens de matieres muqueufes; elle fait naître dans les articulations, des tumeurs blanches, & produit dans d'autres organes, différentes incommodités.

L'état de fanté exige que la falive, la bile, & les autres fucs digeftifs foient doués d'une qualité faline & favoureufe, qui les mette en état de diffoudre les alimens & d'exciter la faim, ainfi que le mouvement périftaltique; lorfque ces fucs ont perdu cette qualité par la préfence d'une humeur pituiteufe trop abondante dans les premieres voies & dans la maffe du fang, les fonctions qui dépendent de ces fucs languiffent, & donnent lieu à de mauvaifes digeftions; d'où réfulte un chyle glutineux qui communique fa qualité au fang & aux autres humeurs; de là la crudité des urines, la pâleur du vifage, la lenteur des fonctions, l'obftruction des vifceres.

Tous ces fymptomes font familiers aux perfonnes qui fe nourriffent d'alimens végétaux, acides, terreux, ou des farineux qui n'ont pas aſſez fermenté, de même qu'aux perſonnes qui ſe nourriſſent des parties gélatineuſes, graſſes, muqueuſes des animaux, lors ſur-tout qu'à l'uſage de ces ſortes d'alimens elles joignent une vie ſédentaire, un tempérament foible, un âge fort avancé, un tiſſu de vaiſſeaux lâches & peu élaſtiques, & enfin une bile, une ſalive naturellement viſqueuſes, peu propres à diſſoudre les alimens.

Maladies produites par la pituite trop abondante dans la maſſe du ſang.

 Chloroſe pituiteuſe.
 Danſe de S. Guy pituiteuſe.
 Catarrhe froid.
 Anaſarque d'Amérique.
 Goutte chlorotique.
 Paraplexie rhumatiſmale.
 Hypocondrerie pituiteuſe.

Maladies occaſionnées par la pituite dans l'origine des nerfs, ou dans les organes des ſens.

 Goutte ſereine comateuſe.
 Apoplexie pituiteuſe.
 Morfondure.

Rhume du cerveau.
Goût dépravé.
Anorexie pituiteufe.
Chaffie.
Ptyalifme des femmes groffes.

*Maladies occafionnées par la pituite des
poumons, du gofier.*

Toux gutturale.
Dyfpnée pituiteufe.
Dyfpnée hydatideufe
Râlement des afthmatiques.
Afthme humide.
Crachement des afthmatiques.

*Maladies caufées par la pituite des pre-
mieres voies.*

Vomiffement pituiteux.
Paffion céliaque muqueufe.
Colique pituiteufe.
Foibleffe d'eftomac.
Diarrhée pituiteufe.

*Maladies caufées par la pituite de diffé-
rens organes.*

Ifchurie phlegmatique.
Fleurs blanches de naboth.
Piffement de matieres vifqueufes.
Ifchurie thromboïde.

Piſſement de matieres muqueuſes.
Tumeur blanche.

Cure des maladies glaireuses.

1°. Pour prévenir la formation de nouvelles glaires, le malade fera uſage de boiſſons & d'alimens bien fermentés, ſalés, aromatiſés, agréables au goût ; il ſe nourrira de chairs d'animaux, d'oiſeaux, de poiſſons, &c. diſpoſés à l'alcaleſcence ; 2°. on lui preſcrira beaucoup d'exercice de corps & d'eſprit ; c'eſt le moyen de ranimer la chaleur du corps, de réſoudre les mucoſités, de développer les parties ſalines du ſang & des humeurs, d'atténuer & de diſſoudre tout ce qui eſt épais & viſqueux, & enfin de rendre aux vaiſſeaux & aux viſceres, le ton & l'élaſticité qu'exige l'état de ſanté ; les frictions, la promenade, l'exercice du cheval rempliſſent très-bien cette indication.

Quant aux médicamens, les plus utiles dans ces maladies, ſont 1°. les ſtomachiques & tous ceux qui, par leurs parties aromatiques, raniment la chaleur & le mouvement des fluides trop viſqueux ; tels ſont principalement les remedes

martiaux, la rhubarbe, les fels alcalis
fixes & volatils, les remedes faponacés,
les amers comme l'aulnée, l'aloès, les
baumes, les réfines; 2°. les médicamens évacuans, tels que les béchiques
incififs qui diffipent les mucofités du
poumon; les diurétiques chauds, qui
entraînent celles des urines; les cathartiques falins, qui enlevent celles
des inteftins; on doit joindre à l'ufage
de ces remedes, celui des délayans
chauds propres à donner aux humeurs
glaireufes & vifqueufes la fluidité
qu'exige l'état de fanté.

CLASSE XII.

MALADIES CATARRHALES.

Morbi catarrhales.

LEs maladies catarrhales different des
pituiteufes, 1°. en ce qu'elles font
l'effet d'une tranfpiration arrêtée par
un froid fubit, dans le temps que le
corps fe trouve échauffé par quelque
caufe que ce foit; 2°. en ce que ce
froid en épaififfant la lymphe, fait

naître en même temps dans les vaisseaux engorgés, une légere phlogose qui donne lieu à la douleur, à une enflure médiocre, à une petite fievre ; 3°. en ce que l'intensité des douleurs augmente par l'acrimonie de la matiere de la sueur ou de la transpiration arrêtée : il suit de là que les maladies catarrhales, lorsqu'elles font récentes, ont beaucoup de rapport avec les phlogistiques dont la chaleur eft modérée ; lors au contraire qu'elles font invétérées, elles deviennent, pour ainsi dire, pituiteuses.

Cure. les maladies catarrhales récentes exigent la faignée, une diete légere, l'ufage des délayans chauds, des diaphorétiques, &c. on prefcrit, dans celles qui font invétérées, les fudorifiques, les fumigations, les douches faites avec les eaux thermales, les frictions, l'application de flanelles chaudes & feches.

Maladies catarrhales.

Ephémere caufée par le froid.
Synoque (*fynochus*) d'hiver.
Quotidienne catarrhale.
Quotidienne continue catarrhale.

Aſthme catarrhal.
Angine catarrhale.
Rhume ordinaire.
Aphonie cauſée par l'enrouement.
Aſſoupiſſement carotique cauſé par
  le froid.
Péripneumonie catarrhale.
Strabiſme catarrhal.
Friſſon catarrhal.
Eternument catarrhal.
Colique cauſée par le froid.
Bévue catarrhale.
Hémoptyſie catarrhale.
Diabetès des Anglois.
Synoque (*ſynocha*) catarrhale.
Quotidienne continue latique.
Quotidienne continue angineuſe.
Pleuréſie catarrhale.
Contracture catarrhale.
Friſſon cauſé par le froid.
Douleur catarrhale de poitrine.
Toux catarrhale.
Orthopnée pſeudo - péripneumo-
  nique.
Catarrhe épidémique.
Stupeur cauſée par le froid.
Céphalalgie catarrhale.
Migraine avec rhume de cerveau.
Angine naſale.

Perte

Perte d'odorat catarrhale.
Vice catarrhal de la voix.
Coqueluche.
Catarrhe des chiens.
Froid extérieur.
Céphalalgie occasionnée par le vent
  du midi.
Douleur catarrhale d'oreille.
Rachialgie causée par l'arrêt de la
  transpiration.
Hypocondrerie froide.
Ptyalisme catarrhal.
Anasarque causée par l'arrêt de la
  transpiration.

CLASSE XIII.

MALADIES LAITEUSES,

Morbi lactei.

LE chyle surabondant dans les femmes accouchées & dans les nourrices, se sépare du sang, partie dans les mamelles, où il se change en lait mammaire, partie dans le couloir de la matrice, où il fournit le lait utérin, lequel sort en partie avec les lochies après l'accou-

Tome X. G

chement. Si au lieu de s'évacuer au dehors, le lait soit mammaire soit utérin, reflue dans la masse du sang, il en résulte différentes maladies connues sous le nom de *maladies laiteuses*.

Naturellement susceptible de fermentation acide & de coagulation, le lait arrêté dans les mamelles, fait naître des tumeurs inégales, douloureuses, inflammatoires, d'où résultent des abcès squirreux, des carcinomes, &c. fixé dans les glandes des aisselles, dans celles des aines, dans le tissu cellulaire, il produit des œdemes, des phlegmaties, des obstructions, &c. son acidité fait naître des douleurs dans différentes parties, des exanthêmes sur la peau, & une odeur acide très-désagréable.

Le lait aigri, corrompu, coagulé dans les enfans à la mamelle, occasionne des vomissemens, des cardialgies, des diarrhées, & d'autres genres de maladies, tels que les suivans.

Vomissement laiteux.

Diarrhée des enfans à la mamelle.

Colique laiteuse.

Colique chyleuse.

Miliaire laiteuse.

Aphtes laiteux.

Maladies produites par la fuppreffion du lait dans les femmes accouchées & dans les nourrices.

> Éphémere laiteufe.
> Miliaire des femmes accouchées.
> Inflammation laiteufe de matrice.
> Colique laiteufe de matrice.
> Dépôt laiteux aux mamelles.
> Douleur de mamelle caufée par la frayeur.
> Manie laiteufe.
> Larmoiement laiteux.
> Piffement de lait.
> Ecoulement de lait erroné.
> Phlegmatie laiteufe.
> Tierce continue laiteufe.
> Pleuréfie laiteufe.
> Dépôt laiteux dans l'hypogaftre.
> Lait grumelé.
> Dépôt laiteux à la cuiffe.
> Sueur laiteufe.
> Incontinence d'urine occafionnée par la fuppreffion du lait.
> Ecoulement de lait des mamelles.
> Ecoulement de lait féreux.
> Hydropifie afcite chyleufe.

Indications. 1°. Le moyen de pré-venir les maladies laiteufes, eft de

G ij

donner iſſue au lait par les voies que l'Auteur de la nature a établies, c'eſt pourquoi les femmes doivent alaiter leurs enfans. 2°. Dans le cas où le lait ſupprimé s'eſt déjà répandu dans quelque partie ſoit interne ſoit externe, il faut pour rappeller ſon écoulement par les mamelles, que les femmes ſe faſſent alaiter ſoit par leur enfant, ſoit par un petit chien, ſoit par une perſonne qui les ſuce. Si ces moyens ſont ſans effet, & que les lochies n'ayent pas beaucoup coulé, il faut alors inſiſter ſur l'uſage des tiſanes diurétiques & des remedes cathartiques, pourvu toutefois que la matrice ſoit exempte d'inflammation; il faudroit dans ce cas faire précéder pluſieurs ſaignées, & preſcrire à la malade une diete fort légere.

Quant aux maladies des enfans à la mamelle, 1°. on aura ſoin qu'ils ne ſe rempliſſent point d'une trop grande quantité de lait; 2°. on veillera à ce que les nourrices ne ſe livrent ni à l'ivreſſe, ni à aucune paſſion de l'ame, & que leur lait ne ſoit ni âcre ni trop fluide; 3°. dans le vomiſſement laiteux & dans la diarrhée laiteuſe, on purgera les enfans avec des purgatifs doux, tels que le firop de chicorée, la manne, &c. 4°. on leur fera prendre enfuite des abforbans terreux, comme la craie, les yeux d'écreviffes, les corails, à la dofe de deux fcrupules dans un firop ftomachique ou dans une conferve aftringente, qui ne foit point acide. Voyez *dans notre Nofologie* la cure particuliere de *l'œdeme laiteux*, de *l'éphémere laiteufe*, du *dépôt de lait aux mamelles*, &c.

CLASSE XIV.

MALADIES SÉREUSES,

Morbi ferofi.

Nous appellons *férofité*, toute humeur aqueufe femblable au petit-lait par fa couleur & fa tranfparence; nous donnons le même nom à la lymphe qui fe fépare dans la palette de la partie rouge du fang; fon poids, lorfque le fang a refté vingt-quatre heures dans la palette, égale celui du coagulum rouge; mais cette proportion varie dans les maladies féreufes, dans lefquelles la férofité fe trouve ou furabondante dans tout le corps, ou accumulée dans certaines parties, par exemple, dans le tiſſu cellulaire où elle produit l'anaſarque, dans le ſcrotum où elle forme l'hydrocele, dans le cerveau où naît l'hydrocéphale, dans l'œil où ſe forme l'hydrophtalmie ; enfin dans la poitrine, dans le péricarde, &c. ce qui donne lieu aux hydropiſies de poitrine, du péricarde, &c. Lorſque l'acrimonie domine dans la maſſe du ſang, la ſéroſité qu'on doit regarder comme le véhicule des matieres ſalines, devient extrêmement âcre & tout-à-fait ſemblable à l'urine & à la ſueur, avec cette différence ſeulement, qu'elle ſe coagule comme le blanc d'œuf, lorſqu'on l'expoſe à un certain degré de chaleur, ou qu'on la mêle avec l'alcohol du vin.

Toutes les fois que le ſang ne rencontre dans les veines qui le reconduiſent au cœur, aucun obſtacle à ſon cours, la ſéroſité paſſe alors librement des vaiſſeaux lymphatiques dans les veines ſanguines, où elle ſe mêle & circule avec le ſang ; mais lorſque celui-ci ſe trouve arrêté dans les veines par quelque obſtacle, ſoit par une ligature, comme dans l'expérience de *Lower*,

soit par des obstructions, &c. la sérosité ne pouvant alors passer des vaisseaux lymphatiques dans les veines
sanguines, s'épanche dans les cavités
voisines, ou se répand dans le tissu cellulaire ; ce qui arrive dans les maladies
chroniques, toutes les fois que les forces vitales sont extrêmement affoiblies,
parce que la lymphe, dont la gravité
se trouve alors dans les plus petits vaisseaux supérieure aux forces de la circulation, s'accumule dans les parties les
plus déclives, d'où elle ne peut que
très-difficilement remonter vers les
parties supérieures ; de là naissent ces
tumeurs pâles, molles, œdémateuses,
qu'on observe le soir aux pieds & aux
jambes, & qui paroissent le matin sur
les paupieres, les levres & d'autres parties molles. La phlegmatie & l'anasarque
surviennent quelquefois tout-à-coup ;
lorsqu'elles sont récentes, de sorte
que le tissu des solides ne soit point
encore ramolli par la sérosité, & que
les forces vitales jouissent de toute leur
intégrité, la saignée peut alors être
utile, sur-tout si l'enflure est l'effet de
la pléthore qui s'oppose à la circulation de la lymphe ; mais lorsque ces

tumeurs furviennent dans les maladies chroniques, & que le tiſſu des ſolides a perdu ſon reſſort, la ſaignée feroit alors très-nuiſible en affoibliſſant conſidérablement les forces vitales déjà trop languiſſantes.

Les maladies féreuſes, ſont en général très-difficiles à guérir, parce que la nature qui doit concourir plus que l'art à la guériſon des maladies, n'emploie ici que des organes foibles & languiſſans ; tout réuſſit dans le traitement d'une maladie fufceptible de guériſon, lorſque la nature, jouiſſant de ſes forces, ſeconde les efforts de l'art ; mais tous les efforts de l'art ſont inutiles, lorſque la nature trop affoiblie reſte dans l'inaction.

Les indications curatives conſiſtent, 1°. à ranimer le jeu des organes vitaux, dont le reſſort gêné par des obſtructions, ou relâché depuis long-temps par la féroſité ſurabondante, ne produit que des mouvemens foibles & languiſſans ; 2°. à diſſiper les obſtructions en diviſant & en atténuant la partie rouge du ſang, laquelle devenue plus épaiſſe & plus denſe dans les maladies féreuſes, donne lieu aux engor-

gemens : tous les remedes martiaux
font très-propres à remplir ces deux
indications ; ils divifent & atténuent
les fluides trop épais, & rétabliffent
en même temps le reffort des organes :
les ftomachiques & les toniques, tels
que la cannelle, le caffia-lignea, le faf-
fafras, le fantal blanc, la fquine, produifent auffi les mêmes effets, mais
dans un moindre degré ; on emploie
avec un très-grand fuccès la poudre
compofée de cannelle & de limaille de
fer qu'on fait prendre chaque jour dans
de la foupe, à la dofe de fix ou de dix
grains ou davantage ; l'infufion d'une
drachme de rhubarbe & d'autant de limaille de fer dans deux livres d'eau, a
auffi beaucoup d'efficacité ; l'ufage de
cette boiffon continué pendant long-
temps, fortifie les folides, atténue les
fluides, & rétablit les forces digeftives.
On fe fert avec fuccès des apéritifs ou
diurétiques chauds pour divifer les parties trop épaiffes du fang ; telles font les
racines d'afperges, de petit houx, de
fenouil ; les écorces des racines de char-
don-roland, d'arrête-bœuf, de fenouil, de
chauffe-trape ; les fels neutres, comme
les fels de Glauber, d'Epfom, de la Ro-

G v

chelle, le tartre crud ; & fur-tout la
terre foliée de tartre, laquelle prife intérieurement depuis une demi-drachme
jufqu'à une drachme, a la propriété
non-feulement de diffiper les obftructions, mais auffi de lâcher le ventre &
d'exciter l'écoulement des urines.
Quant aux topiques propres à deffé-
cher & à fortifier les parties œdéma-
teufes, les plus vantés font la boue des
ȷeaux thermales appliquée chaudement,
ᴌe fable de la mer échauffé par l'ardeur
du foleil, le fon bien chaud, l'efprit
de vin chaud, les fachets remplis de
plantes aromatiques, telles que la fau-
ge, le thym, le ferpolet, le marum,
le ftæchas, le romarin, &c. les frictions faites avec du drap de laine fec
& chaud, la fumée de plantes aromatiques brûlées fur des charbons ardens,
la fumée de fuccin, &c.

Le fecond but qu'on doit fe propofer dans le traitement des maladies féreufes, eft d'évacuer les férofités fur-
abondantes & d'empêcher leur repro-
duction ; on expulfe les férofités, lorfque le fujet eft robufte, par le moyen
des cathartiques & des émétiques ; on
n'emploie, lorfqu'il eft trop foible,

que les remedes diurétiques : on doit rapporter ici la paracentese qu'on pratique dans l'hydropisie ascite, de même que les scarifications qu'on met en usage dans certains cas.

Cathartiques les plus vantés dans les maladies séreuses : Sirop de nerprun seul, à la dose de deux onces, ou associé aux purgatifs ordinaires, à une moindre dose ; eau-de-vie d'Allemagne, suc de racine d'iris d'Allemagne, suc de racine de sureau, depuis une once jusqu'à deux ; baies de nerprun, jalap, scammonée mitigée par l'acide du citron, &c.

Diurétiques les plus vantés : Cloportes, au nombre de dix ou de vingt dans du petit-lait ; sucs exprimés de feuilles récentes de chicorée, d'ache, de cresson ; on broie ces feuilles, & on les laisse macérer pendant quelque temps avec de la limaille de fer & des cloportes ; on en exprime ensuite les sucs qu'on fait prendre à la dose de trois onces ; bouillons préparés avec les racines apéritives, avec les feuilles de chicorée, de scolopendre ; on y ajoute des écrevisses, des cloportes, du sel de Glauber ; oxymel scillitique, à la dose de deux drachmes, deux ou trois fois dans la journée ; leſſive des cendres de genêt, de feve dans le vin blanc, à la doſe de trois onces ſoir & matin.

Lorſque l'anaſarque ou l'aſcite ſont l'effet de la rentrée des exanthêmes de la gale, de la rougeole, &c. Voyez *la cure des maladies éruptives* ; lorſqu'elles ſont cauſées & entretenues par quelque maladie virulente, telle que le ſcorbut, &c. il faut dans ce cas preſcrire les hydragogues aſſociés aux remedes propres à combattre la maladie primitive. Si enfin elles ſont occaſionnées par la ſuppreſſion des regles, par quelque obſtruction, on emploiera les remedes propres à détruire les obſtructions, à rappeller l'écoulement des regles.

Maladies ſéreuſes.

Fievre hectique des hydropiques.
Convulſion occaſionnée par un hydrocéphale.
Ecclampſie occaſionnée par un hydrocéphale.
Aſthme cachectique.
Orthopnée cauſée par une hydropneumonie.
Hydropiſie de poitrine.
Goutte ſereine pituiteuſe.

Surdité pituiteuse.
Anorexie cachectique.
Hémiplégie séreuse.
Orthopnée hydrothorachique.
Hydropisie chyleuse de poitrine.
Amblyopie hydrophtalmique.
Anesthésie hydrorachitique.
Paralysie séreuse.
Asthénie hydrocéphalique.
Asthénie des enfans.
Léthargie à la suite d'une fievre.
Somnolence ordinaire.
Somnolence scorbutique.
Paraplexie hydrorachitique.
Foiblesse cachectique.
Syncope hydrocardiaque.
Léthargie causée par le froid.
Subeth.
Carus hydrocéphalique.
Pleurésie hydrothorachique.
Tremblement causé par un hydrocéphale.
Epilepsie causée par un hydrocéphale.
Hydrocéphale interne.
Ascite urineuse.
Hydropisie de matrice des femmes
grosses.

Hydropisie ascitique de matrice.
Chlorose des filles.
Anasarque périodique.
Anasarque d'Amérique.
Douleur des reins occasionnée par une hydropisie de poitrine.
Démence sénile.
Maladie noire hépatirrhoïque.
Diarrhée urineuse.
Carus ischurique.
Apoplexie pituiteuse.
Céphalée séreuse.
Démence séreuse.
Stupidité.
Flux hépatique vrai.
Diarrhée séreuse.
Sueur spontanée.
Ptyalisme causé par relâchement.
Diabetès hystérique.
Ejaculation de semence trop aqueuse.
Flux critique d'urine.
Incontinence d'urine des enfans.
Humidité séreuse des oreilles.
Larmoiement froid.
Ptyalisme urineux.
Diabetès artificiel.
Flux menstruel d'urine.
Flux d'urine extraordinaire.

Dyfurie des femmes groffes.
Hydrocéphale externe.
Hydropifie afcite ordinaire.
Hydropyfie des ovaires.
Chlorofe occafionnée par une hy-
dropifie de poitrine.
Anafarque caufée par une fuppref-
fion.
Anafarque hyftérique.
Ulceres des hydropiques.

CLASSE XV.

MALADIES VENTEUSES,

Morbi flatulenti.

LES vents qui fe forment dans le
corps de l'homme, font prefque toujours le produit de la fermentation des
alimens, ou du développement de l'air
qui s'infinue dans les premieres voies
pendant la déglutition ; cet air diffous
par le moyen d'une bonne digeftion &
fur-tout par l'action diffolvante de la
falive, fe mêle intimement avec le
chyle & perd toute fon élafticité ; mais
lorfque la digeftion fe fait mal, il con-

ſerve tout ſon reſſort qui s'augmente même par la chaleur du lieu, comme nous l'apprennent *les expériences de l'il-luſtre Pringle.*

Toutes les fois que la ſalive n'a ni la fluidité ni l'énergie néceſſaire pour la diſſolution des alimens, ceux-ci fermentent dans les premieres voies, & fourniſſent une grande quantité d'air, qui jouiſſant de toute ſon élaſticité, occaſionne des rots, des borboryg-mes, des douleurs, des tenſions, des tympanites & une infinité d'autres maux; les inteſtins long-temps diſtendus par les vents, ſe relâchent enfin & perdent leur ton, ce qui fait que les matieres chymeuſes y ſéjournent, & continuent d'y fermenter.

Cure des maladies venteuſes : on fera enſorte de rétablir la fluidité & la vertu diſſolvante de la ſalive & du ſuc gaſtrique; les remedes propres à produire cet effet, ſont les boiſſons délayantes, telle que l'infuſion de camomille, de véronique, de germandrée; les eaux minérales chargées de ſel de Glauber, telles que les eaux de Vals, d'Alais, &c. mais tous ces remedes ſont inuti-tiles, ſi on n'y joint pas l'exercice du corps, soit à cheval, soit à pied, pour détruire la viscosité des humeurs, & faciliter par ce moyen le mélange intime des boissons aqueuses avec ces mêmes humeurs ; le régime de vie mérite aussi beaucoup d'attention ; on aura grand soin de bien mâcher les alimens, de s'abstenir de ceux qui n'ont point subi de fermentation, de renoncer sur-tout à toute espece de pâtisserie. On se nourrira de soupes & de viandes bouillies ou rôties ; l'eau seule servira de boisson : il est aussi très-important d'entretenir la liberté du ventre ; on n'emploiera que très-rarement les cathartiques qui dessechent & dans lesquels entre la rhubarbe ; ceux qui sont aqueux & salins sont beaucoup à préférer. Pour calmer les douleurs causées par les vents, on fait saigner le malade, & on lui prescrit une boisson abondante de tisanne émolliente, telle que l'eau de poulet ; si les douleurs résistent à ces remedes, on aura recours au laudanum.

Le météorisme qui survient dans les fievres putrides & malignes, est l'effet de la corruption des matieres contenues dans les premieres voies ; l'air que la putréfaction développe , n'étant point abſorbé dans la même proportion qu'il ſe dégage , ſe répand dans les inteſtins , & y produit le météoriſme. Les expériences d'*Haller* prouvent à la vérité que les vapeurs putrides ont la propriété de détruire l'air; mais lorſque pluſieurs mixtes ſuſceptibles de putréfaction ſe trouvent entremêlés d'un grand nombre de parties d'air, on voit ce mélange ſe raréfier , auſſi-tôt que la chaleur & la putréfaction y pénetrent, comme il conſte par le météoriſme des cadavres qui s'élevent à la ſurface de l'eau, lorſque la corruption s'en empare; les chairs mêmes, lorſqu'elles ſont corrompues , deviennent ſpécifiquement plus légeres que l'eau , comme le prouvent les expériences de l'*Illuſtre Pringle*.

Maladies venteuſes.

Météoriſme.
Dyſpnée tympanitique.
Douleur venteuſe de poitrine.
Cardialgie des enfans à la mamelle.
Colique venteuſe.
Hoquet venteux.
Dyſpnée pneumatique.

Tympanite humide de matrice.
Tympanite abdominale.
Tympanite afcitique.
Météorifme de l'eftomac.
Météorifme hyftérique.
Hypocondrerie venteufe.
Colera-morbus venteux.
Flatulence nidoreufe.
Flatulence accidentelle.
Cardialgie venteufe.
Colique venteufe d'eftomac.
Afphyxie venteufe.
Douleur emphyfémateufe de ma-
    melle.
Paffion iliaque venteufe.
Flatulence acide.
Flatulence hypocondriaque.
Bouffiffure hyftérique.
Bouffiffure fébrile.
Bouffiffure artificielle.
Tympanite feche de matrice.
Tympanite inteftinale.
Tympanite entéro-phyfodique.
Tympanite de Stwart.
Météorifme du bas-ventre.

Médicamens carminatifs.

Eau de menthe compofée, depuis deux drachmes jufqu'à une once.

Eaux impériale, générale, thériacale, depuis une drachme jufqu'à quatre.

Eau de cannelle orgée, eau de fleurs d'oranges, depuis deux drachmes jufqu'à quatre.

Teinture d'abfinthe, baume de vie d'*Hoffmann*, depuis dix gouttes jufqu'à trente.

Elixir de Garus, depuis deux drachmes jufqu'à quatre.

Sirop de menthe, depuis deux drachmes jufqu'à deux onces.

Opiat de Salomon, depuis un fcrupule jufqu'à une drachme.

Huile effentielle d'anis, depuis deux gouttes jufqu'à fix.

Anodins.

Sirop de pavot blanc, depuis quatre drachmes jufqu'à une once, pour les adultes.

Sirop de karabé, depuis quatre drachmes jufqu'à une once.

Décoction d'une tête de pavot blanc.

Extrait de têtes de coquelicot, depuis dix grains jufqu'à vingt.

Extrait d'opium, depuis la quatrieme partie d'un grain jusqu'à un grain, ou davantage pour ceux qui y sont accoutumés.

Laudanum solide, à la même dose; opium à la même dose.

Laudanum liquide, depuis six gouttes jusqu'à vingt, pour les adultes, & à une plus forte dose pour ceux qui y sont accoutumés.

Philonium romain, depuis un scrupule jusqu'à une drachme.

Thériaque récente, depuis vingt grains jusqu'à deux drachmes.

Pilules de cynoglosse, depuis deux grains jusqu'à huit.

Camphre, depuis trois grains jusqu'à quinze pour les personnes hystériques, maniaques, attaquées de convulsions.

Musc, depuis un grain jusqu'à douze.

Sel sédatif, depuis trois grains jusqu'à vingt pour les femmes hystériques.

Topiques.

Huile de camomille, huile de lys, d'anis, d'amandes; onguent d'althæa; cérat de *Galien*; beurre récent, beurre de cacao; graisses d'ours, de porc, de veau; graisse humaine; lait; semences de lin, de fenugrec; fleurs & feuilles de violette, de mauve; racines d'al-thæa, oignons de lys.

CLASSE XVI.

MALADIES PURULENTES,

Morbi purulenti.

LE *pus* est une humeur blanche, peu visqueuse, inodore, plus pesante que l'eau, formée par la suppuration d'une partie enflammée; on appelle *matiere ichoreuse*, (*ichor*), toute l'humeur fétide, séreuse, plus fluide que le pus, s'écoulant des endroits affectés d'ulceres ou de caries; la couleur de cette matiere varie, étant tantôt brune, tantôt verdâtre, jaune, noirâtre; on l'appelle *sanie*, lorsque mêlée avec quelques gouttes de sang, elle présente un œil rougeâtre : si distillant d'une partie entiérement putréfiée & gangrénée, elle a une couleur noirâtre, on la nomme en Latin *tabum*.

Le pus desséché s'appelle *croûte*; on donne à cette croûte le nom d'*escarre*, lorsqu'elle est produite par un caustique.

On n'a aucun signe certain par le moyen duquel on puisse distinguer d'avec le pus, cette humeur sébacée qui, sans aucune inflammation préalable, distille des loupes, des points ciliaires, des rayons de la teigne, &c. Il en est de même de cette matiere sébacée qu'on expectore dans les maladies catarrhales, elle est plus visqueuse que le pus, & ne se résout pas en une espèce de pâte grisâtre. Toute humeur purulente qui séjourne long-temps dans le corps, devient enfin fétide, âcre, corrosive, putride ; sa présence irrite les nerfs ; de là la fievre que la nature excite pour expulser cette matiere par la voie des sueurs, des urines, des selles ; de là naissent l'étisie, la quotidienne continue hectique, les diarrhées colliquatives, les sueurs colliquatives, la phthisie, &c. le pus des phlyctenes, des érysipeles, des pustules herpétiques, varioliques, l'épreuses, &c. a beaucoup plus d'acrimonie & de virulence, que celui des loupes ou des tumeurs scrophuleuses, lequel est beaucoup plus doux, plus visqueux, moins susceptible de putréfaction, & beaucoup plus lent à faire naître la fievre hectique.

Dans toutes les maladies purulentes, on doit, fans délai, donner iffue au pus, aux matieres ichoreufes, à la fanie; on déterge les ulceres; on ouvre, on dilate les fiftules, les clapiers, pour prévenir les nouveaux ravages que la matiere morbifique pourroit produire, en continuant de fe répandre dans le tiffu cellulaire. On a grand foin d'éloigner l'approche de l'air par le moyen des balfamiques appliqués extérieurement, perfonne n'ignore en effet que le contact de l'air ne contribue pas peu à accélérer & à augmenter la corruption; les diurétiques, les balfamiques, les vulnéraires s'emploient avec fuccès tant en lotion, qu'en boiffon théiforme, pour prévenir ou pour détruire l'alcalefcence & la putréfaction des humeurs; on prefcrit enfuite les adouciffans, les incraffans, les laitages pour remédier à la diffolution des humeurs, occafionnée par le trop long féjour du pus dans la maffe du fang, & pour détruire l'acrimonie de la lymphe, qui donne lieu à des diarrhées colliquatives & à des fueurs fétides très-abondantes

abondantes. *Voyez* la cure *des maladies
acrimonieuses , accompagnées de la diffolution des humeurs.*

Maladies purulentes.

Ephémere traumatique.
Quotidienne continue variolique.
Inflammation fpontanée du cer-
veau.
Inflammation du cervelet.
Péripneumonie des phthifiques.
Convulfion caufée par un coup
reçu à la tête.
Friffon produit par la purulence.
Efquinancie ulcéreufe.
Suppuration du foie.
Palpitation caufée par un abcès.
Ecclampfie traumatique.
Toux des phthifiques.
Dyfpnée occafionnée par la rate.
Dyfpnée traumatique.
Quotidienne continue étique.
Tierce continue variolique.
Inflammation traumatique du cer-
veau.
Inflammation fpontanée du cœur.
Migraine caufée par la fuppuration
de l'œil.
Migraine purulente.

Tome X. H

Ophtalmie caufée par un abcès de la cornée.

Douleur des dents caufée par la carie.

Difficulté d'avaler caufée par un ulcere.

Crémafon ulcéreux.

Hépatalgie caufée par un abcès dans les mufcles du bas-ventre.

Splénalgie caufée par la fuppuration de la rate.

Néphralgie occafionnée par la carie.

Hoquet purulent.

Dyfpnée caufée par une vomique.

Dyfpnée occafionnée par l'eftomac.

Orthopnée caufée par une vomique.

Orthopnée occafionnée par l'empyeme.

Douleur de poitrine des phthifiques.

Empyeme à la fuite d'une péripneumonie.

Empyeme du médiaftin.

Empyeme intercoftal.

Goutte fereine caufée par la fynchyfe.

Vice de la voix causé par un ulcere.

Syncope occasionnée par un abcès.

Douleur des parties génitales causée par de petits ulceres.

Hypocondrerie des phthisiques.

Insomnie occasionnée par le pancréas.

Hémoptysie produite par des tubercules.

Vomissement de sang occasionné
par le pancréas.

Dyssenterie causée par une vomique.

Diarrhée purulente.

Lienterie ulcéreuse.

Colique ulcéreuse de matrice.

Colique purulente de matrice.

Douleur carcinomateuse des mamelles.

Douleur des reins causée par l'é-
pine venteuse.

Douleur des reins causée par un
abcès.

Sciatique occasionnée par un abcès.

Ptyalisme occasionné par des aphtes.

Fistule à l'anus.

H ij

Douleur de l'anus familiere dans le Bréfil.

Douleur carcinomateufe des parties génitales.

Angine avec fuppuration.

Douleur de poitrine occafionnée par un abcès.

Empyeme caufé par une vomique.

Empyeme du diaphragme.

Cataracte purulente.

Perte d'odorat occafionnée par la punaifie.

Hémiphlégie apoftémateufe.

Léthargie pulmonique.

Migraine odontalgique.

Tenefme des Indiens.

Tenefme carcinomateux.

Fiftule lacrymale.

Coryza purulent.

Expectoration des phthifiques.

Crachement de matieres femblables au pus.

Piffement de pus provenant des reins.

Piffement de pus provenant de la poitrine.

Fleurs blanches ulcéreufes.

Fleurs blanches véroliques.

Ecoulement purulent des mamelles.
Gonorrhée virulente.
Puanteur provenant des poumons.
Puanteur de la tête.
Etifie ulcéreufe.
Etifie rénale.
Phthifie humide.
Phthifie afthmatique.
Anafarque purulent.
Phlegmatie crurale.
Hémoptyfie des phthifiques.
Affection fcorbutique & purulente
  de la bouche.
Ménorrhagie ulcéreufe.
Vomiffement caufé par un ulcere.
Ophtalmie elcomateufe.
Ophtalmie fiftuleufe.
Douleur de dents occafionnée par
  un abcès des gencives.
Difficulté d'avaler accompagnée de
  toux.
Colique ulcéreufe d'eftomac.
Hépatalgie apoftémateufe.
Néphralgie purulente.
Néphralgie méfentérique.
Colique cancéreufe de matrice.
Colique de matrice caufée par un
  abcès.

H iij

Douleur des mamelles caufée par
un abcès.

Douleur des reins caufée par l'inflammation & la fuppuration du
mufcle pfoas.

Sciatique caufée par la carie.

Ptyalifme purulent.

Douleur de l'anus occafionnée par
des gerçures.

Fleurs blanches fongueufes.

Fleurs blanches carcinomateufes.

Gonorrhée pure.

Ecoulement purulent des oreilles.

Punaifie.

Puanteur des oreilles.

Paffion céliaque purulente.

Lienterie occafionnée par des aphtes.

Ténefme ulcéreux.

Sueur hectique.

Coriza virulent.

Expectoration occafionnée par une
vomique.

Dyfurie néphralgique.

Pyurie véficale.

Pyurie qui a fon fiege dans le méfentere.

Pian d'Amérique.

Vérole.
Teigne humide.
Lepre des Asturies.
Ulceres varioliques.
Ulceres scrophuleux.
Toutes les especes de gangrene.
Hydropisie de matrice produite par
  une matiere semblable au pus.
Ischurie cystopyique.
Clavelée.
Yaw de la Guinée.
Vérole Polonoise.
Teigne humide à rayons de miel.
Etisie causée par une vomique.
Etisie apostémateuse.
Phthisie seche.
Phthisie scrophuleuse.
Phthisie causée par une vomique.
Phlegmatie ulcéreuse.
Phlegmatie éléphantiasis.
Hydropisie ascite purulente.
Hydropisie du péritoine.
Ischurie néphropyique.
Ischurie uréthropyique.
Ulceres fistuleux.
Ulceres herpétiques.
Ulceres des hydropiques.

CLASSE XVII.

MALADIES ACRIMONIEUSES,

Morbi acrimoniosi.

L'*Acrimonie* du sang & des humeurs dépend des principes salins qui y prédominent.

Les principes salins du sang sont ou acides ou alcalis ou neutres; mais l'acide du sang ne donne presque jamais des marques de sa présence; on ne l'observe gueres que dans les maladies laiteuses; quant à l'acrimonie acide des premieres voies, elle appartient aux maladies de saburre.

Il ne s'agit donc ici que de l'acrimonie alcalescente ou muriatique du sang & des humeurs. Les maladies virulentes, bilieuses, purulentes, doivent être mises au nombre des maladies acrimonieuses, dont quelques-unes étoient appellées *mélancoliques* par les Anciens, lesquels comprenoient sous ce nom toutes celles qui sont produites par une bile noire, c'est-à-dire par une hu-

meur âcre & visqueuse, contenue dans
les premieres voies ou répandue dans
la masse du sang. Il y a d'autres maladies acrimonieuses qu'on peut appeller
lixivielles, parce qu'elles reconnoissent
pour principe un sang fort séreux &
chargé de beaucoup de parties salines;
on peut les rapporter aux maladies *purulentes* ou *malignes*, accompagnées de
la dissolution du sang, telles que les
scorbutiques, les éruptives, les maladies des armées, &c.

Les maladies acrimonieuses, accompagnées d'ardeur & de sécheresse sont
familieres aux personnes qui se livrent
à des travaux excessifs, qui voyagent
pendant les chaleurs de l'été, qui font
usage de liqueurs spiritueuses, & d'a-
limens fort épicés, sur-tout si leur genre
de vie exige la présence d'un feu continuel, auquel sont exposés les Cuisi-
niers, les Verriers, les Serruriers, les
Chimistes, &c.

On doit, dans ces cas, lorsque la
maladie est aiguë, prescrire l'usage des
délayans, tels que les infusions de feuilles & fleurs émollientes, de mauve,
de violette; les boissons nitrées, l'eau
de poulet, les émulsions, les limona-

des végétales & minérales ; on fait précéder la saignée & une purgation anti-
phlogiſtique compoſée de tamarins, de
caſſe, de manne ; on parvient par ces
moyens à tempérer la chaleur, la ſoif
& la fievre. Lorſque la maladie eſt chronique, on preſcrit les bouillons de
poulet, de grenouilles, de veau, avec
les racines de gramen, de fraiſier, les
ſemences froides majeures & mineures
dont on farcit le ventre du poulet ; on
preſcrit auſſi avec ſuccès le petit - lait
pur, à la doſe de douze onces ſoir &
matin pendant quelques jours, de même que les eaux acidules, qu'on doit
prendre en été pendant neuf jours de
ſuite, à la quantité de ſix livres dans
l'eſpace de trois heures, ou dont on
fera pendant un mois ſa boiſſon ordinaire, en en prenant chaque jour une
livre, ou une livre & demie ; les bains
domeſtiques précédés par une purgation anti-phlogiſtique, ſont auſſi très-
utiles ; on doit les prendre le matin
pendant quinze ou vingt jours de ſuite, & y reſter chaque fois l'eſpace
d'une heure.

Si le malade eſt maniaque, il les
prendra froids, & on lui jettera en

même temps de l'eau froide ſur la tête.

Lorſque les maladies acrimonieuſes, exemptes d'ardeur, ſont accompagnées de la viſcoſité du ſang, & d'un pouls lent & dur, comme dans la mélancolie & l'hypocondrerie, on doit alors délayer & atténuer en même temps la maſſe du ſang; on ajoutera pour cet effet aux bouillons des feuilles de plantes diurétiques & anti-ſcorbutiques, telles que la chicorée, l'endive, le creſſon de fontaine, le piſſenlit; on y ajoutera auſſi des écreviſſes de riviere, des cloportes, des martiaux à petite doſe; tous ces remedes ſont propres à détruire la viſcoſité du ſang; on doit auſſi preſcrire les eaux acidules abondantes en ſel de *Glauber*, le petit-lait chargé du ſuc des plantes ci-deſſus, les bains domeſtiques en été, l'exercice modéré du corps, ſoit à cheval, ſoit de pied, dans un air libre & ſerein; l'exercice du corps contribue autant que les remedes à détruire la viſcoſité du ſang, ce qui eſt néceſſaire pour qu'on puiſſe en détruire l'acrimonie : on preſcrira enfin en automne les bouillons de tortue préparés avec les plantes nitreuſes abondantes en lait ſavoneux;

H vj

on fera enfuite prendre au malade le lait d'âneffe pendant un ou deux mois.

Les maladies virulentes, éruptives, métaftatiques, bilieufes, purulentes, appartiennent aux acrimonieufes.

Maladies acrimonieufes.

Toute efpece de prurit.
Céphalée acrimonieufe.
Ophtalmie feche.
Ophtalmie tracomatique.
Crémafon ordinaire.
Colique prurigineufe de matrice.
Douleur du fondement avec rougeur & écorchure.
Prurit des parties naturelles.
Rougeur éryfipélateufe de la verge.
Pâles couleurs.
Faim canine ordinaire.
Voracité.
Faim canine caufée par des aigreurs.
Satyriafe très-fingulier.
Gonorrhée pure du prépuce.
Flatulence nidoréufe.
Chlorofe des enfans.
Anxiété des jambes.
Ophtalmie angulaire.
Ophtalmie puftuleufe.
Soif des hydrophobes.

Fureur utérine.
Ardeur de matrice.
Piffement d'urines rouges & bri-
  quetées.
Dyffenterie blanche.
Dyffenterie atrabilaire.
Diarrhée du Chili.
Superpurgation.
Larmoiement chaud.
Diabetès légitime.
Dyfurie caufée par le diabetès.
Dyfurie primitive.
Satyriafe vénérien.
Satyriafe chronique.
Prurit de l'utérus.
Piffement d'urines femblables au
  fang.
Dyffenterie caufée par des cathar-
  tiques.
Maladie noire atrabilaire.
Agacement des dents.
Colique des enfans à la mamelle.
Douleur ténefmodique du fonde-
  ment.
Dyfurie vénérienne feche.
Pica des enfans.
Pica anti-fcorbutique.
Faim canine cardialgique.
Faim canine adéphagique.

Soif fébrile.
Diarrhée intermittente.
Lienterie fpontanée.
Larmoiement ophtalmique.
Diabetès occafionné par le vin.
Dyfurie herpétique.
Dyfurie vénérienne.
Pollution involontaire.
Flatulence acide.
Etifie rachialgique.

C L A S S E XVIII.

MALADIES ORGANIQUES,

Morbi organici.

ON donne ce nom aux maladies qui dépendent d'un vice évident dans la fituation, la figure, la grandeur des organes, ou des parties folides, telles que les glandes, les vifceres, les os. Les tumeurs qui ne font ni inflammatoires ni purulentes, les luxations, les hernies, les chutes donnent lieu à ces maladies.

Elles different des maladies emphractiques, en ce que celles-ci fuppofent des fluides trop épais qui obstruent les vaisseaux par où ils doivent passer, au lieu que les maladies organiques ne supposent aucun vice dans les fluides, mais seulement dans les solides, dont la figure, le volume, la situation sont viciés. Elles different des maladies phlogistiques par le défaut d'inflammation, des purulentes, par le défaut de suppuration. Les maladies organiques sont en général très-longues & très-difficiles à guérir, à moins qu'on ne puisse, par le moyen de quelque opération de Chirurgie, détruire le vice des organes qui donne naissance à ces maladies. Les anévrismes, les tumeurs, les ossifications, les polypes des oreillettes du cœur & de l'aorte ne cedent ni à la diete, ni à aucun remede, tous les efforts de la Chirurgie n'en sauroient triompher ; c'est pourquoi les maladies qui dépendent de ces principes, sont tout-à-fait incurables : savoir,

Maladies organiques.

Palpitation.
Orthopnée.
Syncope.
Cardialgie.

Anévrifme du cœur.
Dyfpnée.
Douleur de poitrine.
Douleur de reins.
Difficulté d'avaler.
Démonomanie.

Maladies organiques produites par la grof-
feffe, ou par des vifceres affectés de far-
come, d'excroiffances, de fquirre, de
cancer, &c. en tant que ces différentes
tumeurs compriment & irritent par leur
poids les parties voifines.

Difficulté d'avaler caufée par un
farcome.
Colique caufée par le pancréas.
Hépatalgie occafionnée par un far-
come.
Splénalgie farcomateufe.
Néphralgie fquirreufe.
Douleur fquirreufe de matrice.
Dyfpnée hydropneumonique.
Dyfpnée caufée par des hydatides.
Dyfpnée caufée par la rate.
Dyfpnée rachitique.
Orthopnée caufée par un goître.
Orthopnée lipomateufe.
Orthopnée polypeufe.
Hydropifie hydatideufe de poi-
trine.

Cardialgie fquirreufe.
Colique méfentérique.
Hépatalgie de *Petit.*
Néphralgie monftrueufe.
Colique cancéreufe de matrice.
Douleur des mamelles monftrueu-
fes par leur volume.
Dyfpnée caufée par des tubercu-
les.
Dyfpnée caufée par une vomi-
que.
Dyfpnée caufée par la carie.
Orthopnée caufée par un excès de
graiffe.
Orthopnée cardiaque.
Orthopnée thymique.
Fauffe hydropifie de poitrine occa-
fionnée par l'épiploon.
Toute efpece de cataracte.
Obfcurciffement de la vue caufé
par un farcome.
Obfcurciffement de la vue caufé
par le drapeau.
Obfcurciffement de la vue caufé
par une loupe.
Obfcurciffement de la vue caufé
par un cancer.
Obfcurciffement de la vue caufé
par une tumeur des paupieres.

Douleur hémorroïdale du fonde-
ment.
Douleur cancéreuse des parties gé-
nitales.
Démence causée par une tumeur.
Vomissement causé par un stéato-
me.
Vomissement causé par le pan-
créas.
Etisie causée par l'hydropisie.
Fausse grossesse occasionnée par un
sarcome.
Rachitis noueux.
Goutte sereine scrophuleuse.
Perte d'odorat causée par un po-
lype.
Paraplexie hydrorachitique.
Douleur mésentérique des reins.
Douleur cancéreuse du fonde-
ment.
Douleur du gland provenant d'un
phimosis.
Nausée occasionnée par un squirre.
Vomissement des femmes grosses.
Vomissement causé par le foie.
Etisie causée par le péricarde.
Grossesse molaire.
Amblyopie hydrophtalmique.
Goutte sereine vénérienne.

Impuissance du coït occasionnée par des hémorroïdes.

Paraplexie occasionnée par une tumeur.

Maladies organiques produites par le déplacement des parties molles ou osseuses.

Obscurcissement de la vue causé par le cératocele.

Orthopnée causée par le gastrocele.

Ischurie cystocélique.

Nausée gastrocélique.

Douleur des testicules retirés, déplacés.

Obscurcissement de la vue causé par le staphylome.

Asthme des bossus.

Incontinence d'urine causée par une hernie.

Douleur des parties génitales causée par une hernie.

Passion iliaque hernieuse.

CLASSE XIX.

MALADIES VULNÉRAIRES,

Morbi vulnerarii.

CEs maladies dont le diagnostic est pour l'ordinaire très-aisé, sont produites par des plaies, des fractures, des coups, des contusions, &c. les douleurs qui les accompagnent sont d'autant plus aiguës, qu'il y a un plus grand nombre de nerfs léfés, & que l'instrument de la plaie est plus âpre & plus propre à déchirer qu'à couper. Les plaies accompagnées de déchirure, les piqûres de la peau, des tendons, de l'extrémité des doigts, excitent les douleurs les plus violentes, d'où naissent quelquefois des spasmes affreux. Les autres symptomes de plaies appartiennent à l'inflammation, telles sont la tumeur, la tension, la rougeur, la chaleur, la douleur de la partie léfée, & la fievre qui est le plus souvent de la partie ; quant à l'inflammation qui survient aux plaies, elle se termine, ou par résolution, ou par suppuration, ou enfin par la gangrene : outre les symptomes ci-dessus, les plaies sont accompagnées d'hémorragies proportionnées au diametre des vaisseaux coupés transversalement ; les arteres à égal diametre, répandent trois fois plus de sang que les veines.

Les plaies d'armes à feu sont plus dangereuses que les plaies ordinaires, à cause des secousses violentes & des ébranlemens qu'elles excitent dans tout le corps ; de là l'irritation des aponévroses, l'éréthisme, la constriction des vaisseaux ; de là l'arrêt du sang & la gangrene qui en est souvent la suite ; les spiritueux sont très-nuisibles dans ce cas ; ils augmentent la douleur & le spasme & accélerent la gangrene.

Les contusions donnent plus souvent lieu à la gangrene que les plaies ; lorsqu'elles attaquent des parties molles, le bas-ventre, par exemple, elles transmettent dans les visceres des impressions dangereuses, qui souvent ne se manifestent par aucun signe extérieur. Les visceres étant renfermés de toute part, résistent au choc ; & plus leur résistance est grande, plus ils

fouffrent, l'action étant toujours égale
à la réaction.

Maladies vulnéraires.

Pleuréfie.
Inflammation du cerveau.
Inflammation du cœur.
Ephémere vulnéraire.
Phlegmon.
Péripneumonie.
Inflammation de l'eftomac.
Inflammation de la veffie.
Echymofe.

*Maladies évacuatoires à la fuite des
plaies.*

Hémoptyfie.
Avortement.
Vomiffement fympathique.
Vomiffement de fang caufé par la
rupture d'un anévrifme.
Piffement de fang.
Flux hépatique.
Vomiffement traumatique de fang.

*Maladies convulfives à la fuite des
plaies.*

Tic.
Ecclampfie.

Tétanos.
Convulsion.
Epilepsie.

Maladies traumatiques occasionnées par des coups reçus à la tête, à la moelle épiniere.

Goutte sereine.
Dureté d'oreille.
Démence.
Vertige.
Hémiplégie.
Asphyxie.
Apoplexie.
Perte de la voix.
Surdité.
Oubli.
Mutité.
Vice de la voix.
Assoupissement carotique.
Rachialgie.

Maladies traumatiques produites par les plaies de la poitrine.

Pleurésie.
Hémoptysie.
Bouffissure.
Orthopnée.
Péripneumonie.

Dyſpnée.
Inflammation du cœur.
Empyeme.

Maladies traumatiques cauſées par les contuſions, les plaies du bas-ventre.

Inflammation de la veſſie.
Flux hépatique.
Avortement.
Vomiſſement de ſang.
Inflammation de l'eſtomac.
Piſſement de ſang.
Hydropiſie aſcite.

Les plaies exigent une diete auſſi ſévere que les maladies inflammatoires; on doit même, ſi elles ſont graves & pénétrantes, interdire au malade pendant les premiers jours, l'uſage des bouillons, & ne lui accorder que l'eau pour toute nourriture & toute boiſſon; on le ſaignera pluſieurs fois, comme l'on fait après les opérations de Chirurgie, à moins qu'il ne ſe trouve affoibli par une perte conſidérable de ſang écoulé par la plaie : l'effet des ſaignées réitérées eſt de prévenir la fievre qui ne manqueroit pas de ſurvenir; la tiſanne préparée avec les plantes
vulnéraires,

vulnéraires, est très-utile dans les plaies & les contusions, sur-tout lorsqu'il y a en même temps échymose; le malade doit être dans une situation qui favorise l'écoulement du sang & du pus: les moyens de calmer les spasmes & les douleurs, sont les saignées, les émolliens, le nettoiement exact de la plaie, l'extraction des corps étrangers qui peuvent s'y trouver, tels que le sang, le pus, des balles de plomb, des esquilles d'os; enfin on répand dans la plaie pour le même effet, de l'huile de térébenthine dissoute dans un jaune d'œuf, & l'on fait prendre intérieurement quelque narcotique.

Si les spasmes occasionnés par la piqûre d'un nerf ou d'un tendon, ne cedent pas aux remedes ci-dessus, le seul moyen d'en triompher, est de couper transversalement le nerf ou le tendon.

On doit s'abstenir dans les plaies d'armes à feu, des remedes spiritueux & chauds qui augmenteroient l'éréthisme; on emploie avec plus de sureté, pour prévenir la gangrene, les émolliens, les sédatifs; & même, lorsqu'il y a échymose, les scarifications faites avec prudence. Lorsque l'hémorragie de la plaie eſt peu conſidérable, on laiſſe couler le ſang pendant quelque temps pour prévenir l'inflammation ; ſi le ſang coule avec trop d'abondance, on l'arrêtera par le moyen de la charpie, ou même ſi le danger eſt urgent, en comprimant l'artere au-deſſus de la plaie. Si l'artere n'a été que piquée, & qu'elle ſoit conſidérable, il faut la couper tranſverſalement, elle ſe retirera auſſi-tôt & rétrécira ſon diametre ; on y appliquera enſuite une lame d'agaric de chêne préparé, qu'on appelle vulgairement *amadou* ; ce remede a la propriété d'arrêter l'hémorragie, pourvu qu'on ait ſoin de l'aſſujettir. L'eſprit de vin pur répandu ſur la plaie, a auſſi la propriété d'arrêter les hémorragies, en coagulant le ſang & en criſpant les vaiſſeaux ; quant au ſang qui ſort de la cavité de la poitrine ou de celle du bas-ventre, il faut le laiſſer couler ; ſi on l'arrêtoit, il s'accumuleroit dans ces cavités & s'y pourriroit ; ce n'eſt que par le moyen des ſaignées, d'une diete très-ſévere, de la tranquillité de l'ame & du corps, qu'on doit en tarir l'écoulement.

Ceux qui voudront en ſavoir davantage, n'ont qu'à conſulter les ouvrages d'*Heister*, de *Platner*, de *Ludwigius*; il nous suffit d'avoir exposé ici les indications générales à remplir dans le traitement des plaies.

CLASSE XX.

MALADIES D'OBSTRUCTION,

Morbi emphractici.

CEs maladies sont l'effet de l'obstruction, de l'immobilité, de l'imperforation des différens canaux, vaisseaux, ou conduits de notre corps; la plupart sont accompagnés de tumeur, de squirre ou d'engorgement des visceres, & semblent par conséquent apppartenir aux maladies organiques; mais elles en different en ce que les maladies organiques ne dépendent point d'une cause qui obstrue les vaisseaux, mais de ce que les tumeurs, dont elles sont accompagnées, nuisent de toute autre maniere à l'économie animale; par exemple, en comprimant, en irritant les parties voisines.

Parmi les obstructions, il y en a d'évidentes & qui tombent sous les sens, telles font celles de la pupille dans la cataracte , de l'œfophage dans l'angine, du ventre dans la conftipation, de l'inteftin dans l'affection iliaque hernieufe; il y en a d'autres dont l'exiftence n'eft pas atteftée par les fens, n'étant fondée que fur le raifonnement quelquefois purement hypothétique ; telles font l'obftruction des nerfs dans la paralyfie, celle des vaiffeaux dans la fievre, &c. Si nous en croyons quelques Modernes , c'eft à de pareilles obftructions qu'on doit attribuer la plupart des maladies ; ce qui prouve combien la méthode étiologique eft trompeufe & erronée.

Les obftructions dépendent ou d'un vice des fluides , ou d'un vice des vaiffeaux ; ou enfin de l'inertie du principe des forces , fans lefquelles point de mouvement, point de circulation dans les fluides.

On doit donc pour détruire les obftructions, faire attention au principe qui les produit; s'agit-il par exemple, de diffiper l'obftruction des vaiffeaux de la matrice, caufe de la fuppreffion des regles ? On examinera quel eft le principe de cette obftruction ; fi elle est l'effet du spasme, de la douleur, de la rigidité, du ton excessif des vaisseaux de la matrice, l'on prescrira les demi-bains, les vapeurs humides, les fomentations émollientes, les anodins, les anti-spasmodiques; & on aura grand soin de s'abstenir des emménagogues & de tous les remedes chauds & irritans, lesquels loin de diminuer l'obstruction, ne feroient que l'augmenter.

Les analeptiques & les restaurans s'emploient avec succès pour faire couler les regles, ou pour dissiper les obstructions de l'uterus, dans les personnes dont le sang n'est point surabondant, telles sont les nourrices, les convalescentes, les filles qui n'ont point encore atteint l'âge de puberté. Lorsque l'obstruction de la matrice a sa source dans la viscosité du sang, on prescrit les délayans, les apéritifs, les emménagogues ordinaires, pour rendre au sang sa fluidité naturelle, & rétablir par ce moyen l'écoulement supprimé des regles. Enfin, si le sang ne distend pas suffisamment les vaisseaux de la matrice, parce qu'il est mû foiblement par le principe vital qui languit & qui est,

I iij

pour ainſi dire dans l'inertie ; on doit dans ce cas pour rappeller les menſ-trues, preſcrire les ſtimulans & beau-coup d'exercice ſoit de pied , ſoit à cheval.

On obſervera que la ſuppreſſion des regles eſt très-ſouvent l'effet du concours de pluſieurs principes qu'il faut combattre par la réunion des re-medes appropriés à chacun de ces prin-cipes ; on aſſociera, par exemple, les humectans & les délayans aux anodins, lorſque cette ſuppreſſion dépend de la ſéchereſſe du ſang concourant avec la rigidité & le ton exceſſif des ſolides ; ſi elle eſt à la fois l'effet & de la pléthore & de l'inertie du principe vital, on preſcrira la ſaignée, qui en détruiſant la pléthore , détruit en même temps la réſiſtance qu'éprouve le principe des forces, lequel déchargé par ce moyen du poids qui l'accabloit, chaſſe le ſang avec beaucoup plus de force & de vî-teſſe dans toutes les parties du corps, & principalement dans les vaiſſeaux de la matrice. Enfin , ſi l'épaiſſiſſement & la viſcoſité gommeuſe du ſang con-courent avec l'atonie & la laxité des vaiſſeaux, à la ſuppreſſion des regles,

les remedes les plus propres pour combattre à la fois ces deux causes de suppression, sont les martiaux, le castoreum, presque toutes les substances
résineuses.

A combien d'erreurs ne sont pas exposés les jeunes gens à qui on propose
différentes formules pour remédier à
une maladie, dont on ne distingue pas
assez les différens principes ? Ces formules sont aussi nuisibles dans certains
cas, qu'elles sont utiles dans d'autres.
Il suit de tout ce que nous venons de
dire, qu'il n'y a aucune méthode qui,
sans le secours d'une théorie solide
fondée sur la connoissance des principes & des causes des maladies, puisse
diriger les pas du Médecin dans le laby-
rinthe de la pratique. On doit avant
tout, bien connoître la maladie, c'est-
à-dire, les signes propres à chacune
de ses especes ; ce n'est que par la connoissance de ces signes réunis, qu'on
peut parvenir à connoître l'espece
d'une maladie donnée, ainsi que le
principe prochain qui y donne naissance, & que le Médecin doit combattre.

I iv

Maladies d'obstructions.

Fievre hectique des enfans.
Tierce continue simple.
Quarte continue hépatalgique.
Fievre hectique chlorotique.
Quarte continue splénalgique.
Quarte légitime.
Quarte splénétique.
Quarte triple.
Palpitation chlorotique.
Affection hystérique occasionnée
  par des obstructions.
Antiglaucome.
Cataracte membraneuse.
Double quarte.
Erratique vague.
Affection hystérique chlorotique.
Vraie cataracte.
Glaucome.
Cataracte secondaire.

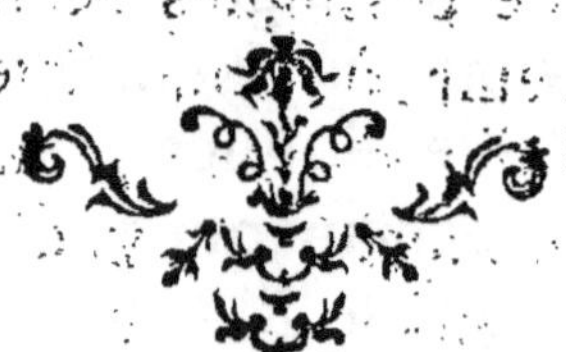

CLASSE XXI.

MALADIES VERMINEUSES,

Morbi verminosi.

ON donne ce nom aux maladies occasionnées par des insectes quelconques nés dans le corps de l'homme. Les vers proprement dits sont le gordius de Medine, autrement dit soie aquatique de Medine, la furie infernale, le ver connu sous le nom de *lumbricus strongylus*, l'ascaride vermiculaire & lombricoïde, la sangsue limace des intestins, la sangsue médicinale, le ver solitaire de M. *Andry*, le ver solitaire de l'homme & du chien; ces insectes sont sans pieds & sans os, & se nichent dans le corps de l'homme.

Les larves de plusieurs insectes ailés ont beaucoup de rapport avec ces vers; les œufs des mouches, par exemple, & ceux des papillons représentent aussi-tôt qu'ils sont éclos, des insectes vermiformes dont les uns ont des pieds, & d'autres n'en ont point; ils se trans-

I v

forment enfuite en infectes ailés après avoir vécu quelque temps dans un état de mort fous forme de nymphe ou de chryfalide. Les infectes ailés nous pourfuivent & nous importunent fouvent; ils s'infinuent dans notre bouche, dans nos narines, dans le fondement, dans nos oreilles, dans les ulceres, dans les fiftules; quelques-uns, tels que les œftres, percent la peau des beftiaux, & y dépofent leurs œufs : de là naiffent ces larves d'infectes qu'on obferve dans les finus frontaux des chevres & des hommes, dans les oreilles qui fuppurent, dans les puftules varioliques, dans les ulceres négligés ; ces larves appartiennent à la mouche carnaffiere; en effet, fi on les conferve pendant quelque temps dans un bocal de verre, on les voit fe changer en cette efpece de mouche; il y a des œftres qui s'infinuent principalement dans les finus frontaux des moutons, de même que le fafciola, dans leur conduit cholédoque, & certains vers dans l'eftomac des chevaux où ils fe reproduifent; tous ces infectes ont beaucoup de rapport avec les vers; mais il en naît d'autres infectes ailés très-différens des vers.

Nous comprenons ici sous le nom général, quoiqu'impropre de *vers*, tous les insectes nuisibles à l'homme, soit dans l'intérieur, soit à l'extérieur de son corps ; qu'on consulte à ce sujet l'*ill. Andry* & *le Clerc*, de même que *J. B. Bianchi*, *de morbosâ generatione*, mais sur-tout le systême de la nature de l'*ill. Linnæus*, & sa dissertation, *de noxâ insectorum.*

Voici les signes qui annoncent la présence des vers ordinaires (*lumbrici*) dans le canal intestinal.... Sortie habituelle de vers par la bouche ou par le fondement, prurit des narines, rougeur passagere de l'une des joues, douleurs vagues ou mobiles de l'abdomen, diarrhée inconstante, ayant lieu surtout dans la nuit ; odeur singuliere de la bouche, sentiment de chatouillement pareil à celui qu'exciteroit un ver qui monteroit vers l'œsophage ; toux seche, fievre accompagnée d'un pouls souvent inégal, petit, intermittent ; mutité, assoupissement carotique ; convulsion, vomissement.... Ces derniers signes joints à la toux seche & à la rougeur passagere de l'une des joues, accompagnent aussi quelque-

fois la dentition difficile , fans qu'il fe
trouvè aucun ver dans les inteftins....
Ajoutez aux fignes ci-deffus la couleur
grife des matieres fécales, la pâleur du
vifage, le grincement des dents, les
urines troubles , & une efpece de faim
canine qui n'eft pas conftante ; tous
ces fymptomes accompagnent auffi le
ver folitaire ; mais ceux qui en font
attaqués , font fujets à des cardialgies
& à des faims canines beaucoup plus
fréquentes & plus intenfes , fur-tout
lorfque l'eftomac eft vuide d'alimens ;
il leur arrive fouvent de rendre avec
les matieres fécales, des fragmens de
ce ver, lefquels font naître au fondement un chatouillement ou une démangeaifon pareille à celle qu'excitent les
afcarides.

Maladies vermineufes caufées par les vers
des premieres voies.

Cardialgie.
Naufée.
Colique.
Diarrhée.
Fievre heƈtique.
Pourpre.
Douleur de poitrine.

Terreur panique.
Fievre quotidienne continue.
Pleurésie.
Tic.
Ecclampsie.
Affection hystérique.
Typhomanie.
Démonomanie.
Rhumatisme.
Toux.
Tétanos.
Vomissement.
Passion iliaque.
Faim canine.
Dyssenterie.
Mutité.
Atrophie.
Danse de *S. Guy.*
Chlorose.

Maladies vermineuses occasionnées par différens insectes : ces maladies varient suivant la diversité du siege qu'elles occupent , & des insectes qui les produisent.

Phthiriase occasionnée par des poux.
Plique causée par des poux.

Migraine caufée par des infectes ni-
ches dans les finus frontaux.

Gale produite par des cirons.

Clavelée produite par des mouches.

Clavelée produite par des crinons.

Clavelée produite par le ricin d'A-
mérique.

Atrophie caufée par des crinons.

Ecclampfie caufée par des afcarides.

Douleur des parties génitales caufée par des afcarides.

Prurit caufé par des poux.

Vertige occafionné par des infectes nichés dans les finus frontaux.

Douleur d'oreille caufée par des
infectes nichés dans l'oreille.

Herpe produit par des cirons.

Clavelée d'Amérique.

Dragoneau.

Clavelée occafionnée par la furie
infernale.

Prurit caufé par des crinons.

Toux excitée par des afcarides.

Vomiffement de fang caufé par
des fangfues.

Priapifme occafionné par les cantharides.
Dyfurie caufée par les cantharides.

Cure. On fait périr, ou l'on expulfe
les vers contenus dans les premieres
voies : on les expulfe par le moyen des
cathartiques, tels que le féné, la rhubarbe ; ou des émétiques, tels que le
tartre & le vin ftibiés, le vinaigre fcil-
litique, la racine de cabaret. Les remedes propres à faire périr les vers, font
1°. les plantes douées d'une faveur
amere & fétide, telles font les feuilles & les femences d'abfinthe, de fcor-
dium, de tanaifie, de fantoline, &c.
à la dofe d'un fcrupule fous forme de
poudre ; 2°. tous les amers, tels que
l'aloès, le quinquina, le fuc d'oranges
ameres, &c. 3°. toutes les huiles prifes
intérieurement à la dofe de deux onces, fur-tout l'huile de noix & celle
d'amandes ; 4°. le fel marin, la poudre
de coralline, le fuc de limon, la racine
de fougere mâle, la décoction de mercure crud dans l'eau pure pour boiffon ;
le mercure doux à la dofe de quinze
grains ; on fait prendre le matin quelque temps après ce remede, une po-

tion purgative; & l'on donne le soir un lavement préparé avec une décoction de raisins, de figues ou d'autres matieres douceâtres propres à apâter les vers. L'eau très-froide en lavement est aussi un excellent anthelmintique pour les adultes. Quant au ver solitaire, M. *Herrenſchvand*, Médecin du Roi de Pologne, poſſede un remede secret & ſpécifique pour le faire périr; mais le ſpécifique de Madame *Nouffre* dont M. *Pouteau*, célebre Chirurgien de Lyon, a acquis la connoiſſance, mérite la préférence, étant plus doux & plus ſûr dans ſon effet.

Quant aux autres inſectes nichés dans différentes parties du corps, les remedes propres à les faire périr, ſont le tabac appliqué extérieurement en décoction, la poudre de cevadille, les frictions mercurielles, &c. *Voyez* à ce ſujet *notre Noſologie*, où nous détaillons la cure des maladies auxquelles ces inſectes donnent naiſſance.

Extrait de rhubarbe, d'aloès, depuis quatre grains juſqu'à un ſcrupule; pilules mercurielles, depuis ſix grains juſqu'à une drachme; extrait de genievre à la doſe de deux drachmes; teinture d'absinthe, à la dose de 30 gouttes ; vin d'absinthe., à la dose de quatre onces ; quintessence d'absinthe, à la dose de vingt gouttes, pilules de *Becher*, à la dose d'un scrupule.

CLASSE XXII.

MALADIES CALCULEUSES,

Morbi calculosi.

CEs maladies sont produites ou entretenues par des concrétions terreuses, salino-terreuses ou résineuses, formées dans le corps de l'homme ; il n'y a presque aucune partie de notre corps, dans laquelle il ne puisse s'engendrer de pareilles concrétions ; il s'en forme dans l'oreille par l'endurcissement du cérumen, ce qui donne lieu à la surdité ou à la dureté d'oreille ; il s'en forme autour des dents, ce qui occasionne la vacillation & la chute des dents ; il s'en forme dans les glandes sublinguales, dans celles du cou & du mésentere ; c'est l'énergie du virus scrophuleux qui les fait naître ; il s'en forme dans la vésicule du fiel ; ceux-ci font polyhedres, de couleur verte, jaune, noirâtre ; il s'en forme dans les poumons, c'est-à-dire, dans les glandes bronchiques, où ils excitent la toux & la dyspnée ; il s'en forme dans l'estomac, ceux-ci s'appellent *bézoartiques* ; ils tombent de l'estomac dans les intestins, où ils occasionnent quelquefois la passion iliaque. Enfin il se forme des calculs dans la matrice, autour des pessaires du vagin, dans les articulations des goutteux ; ceux-ci font d'une nature crétacée : les calculs les plus communs font ceux qui s'engendrent dans les reins, dans les urétères, dans la vessie & les glandes de l'uretre ; ils font ou crétacés ou muraux, & ressemblent à des graviers, à de petites pierres, ou même à des pierres d'un volume considérable & d'une figure sphéroïde.

Les concrétions cérumineuses du conduit auditif empêchent la transmission des fons. Si on ne peut pas les faire fortir par le moyen d'un cure-oreille, on doit les dissoudre en injectant dans le conduit des eaux thermales, telles que celles de Bagnols.

Les calculs des dents s'enlevent par

le moyen de quélques inftrumens appropriés. Ils excitent la puanteur de
bouche, & empêchent l'accroiffement
des gencives; ce qui, par le laps du
temps, met les dents à nud & les fait
tomber; leurs racines fe carient par la
putridité de l'humeur qui y eft adhérente. On fe fert pour blanchir les
dents, des acides foit végétaux, tels
que l'ofeille, foit foffiles comme l'efprit de fel; mais ces acides en diffol-
vant le tartre des dents, attaquent &
rongent en même temps leur partie vi-
trée; il n'y a que les fraifes qui ayent
la propriété de diffoudre le calcul des
dents, fans jaunir ces parties.

Les calculs qui fe forment dans les
articulations, produifent les nœuds,
d'où réfultent les ankilofes des goutteux; ces calculs percent quelquefois la
peau & fortent d'eux-mêmes; leur cure
eft la même que celle de la goutte.

Les calculs des glandes fublinguales,
des glandes gutturales, occafionnent
le ptyalifme, l'angine, la difficulté d'a-
valer; on les tire en dehors par le
moyen de la fection chirurgicale.

On obferve très-fréquemment des
calculs dans les glandes bronchiques;

quelques-uns fubfiftent très-long-temps.
fans caufer aucun accident , parce qu'ils
ne font point émus; d'autres au contraire font naître l'hémoptyfie, la phthifie , la toux; on facilite l'expectoration
de ces calculs par le moyen du lait &
des eaux thermales fulfureufes.

Les calculs hépatiques donnent quelquefois naiffance aux fymptomes les
plus affreux; telle eft, par exemple,
l'hépatalgie calculeufe qui eft quelquefois auffi cruelle que la rachialgie; on
prefcrit dans ces maladies les bouillons
délayans , les eaux acidules , les eaux
favoneufes , le favon même à la dofe
de deux drachmes chaque jour, & enfin les bains domeftiques , par le moyen
defquels les calculs tombent enfin dans
le canal inteftinal , d'où ils fortent enfuite par le fondement.

Les calculs des inteftins font de la
groffeur d'un œuf de pigeon , ou même
plus gros; leur couleur eft d'un blanc
jaunâtre; ils ne furnagent point dans
l'eau, comme font plufieurs des calculs bilieux : on facilite leur fortie par
les mêmes moyens qu'on emploie pour
expulfer les calculs bilieux. Voyez *la
paffion iliaque calculeufe , le vomiffement
bézoartique , &c.*

Les calculs les plus communs ſont ceux qui ſe forment dans les voies urinaires; on ne doit point mettre de ce nombre les matieres ſableuſes qui s'attachent aux parois du pot de chambre, toutes les fois que les urines ſont âcres, ardentes, trop chargées de principes ſalins; ces matieres rougeâtres qui craquent ſous le doigt, ſe ſont formées dans le pot de chambre, & n'exiſtent pas auparavant dans le corps; il n'en eſt pas de même de ces petits calculs ou graviers de la groſſeur d'une lentille ou d'un pois, que les vieillards ſujets à la néphralgie & à la goutte rendent ſouvent par la verge avec beaucoup de douleur; on dit à ce ſujet qu'ils conſtruiſent leur tombeau : ces graviers excitent rarement une iſchurie bien conſidérable ; ils éludent l'action de preſque tous les diſſolvans. Voyez *la néphralgie occaſionnée par des graviers.*

Quant aux gros calculs des reins & de la veſſie, les uns ſont muraux, ſecs, très-durs ; on ne connoît point de lithontriptique capable de les diſſoudre; les ſeuls moyens d'en délivrer le corps ſont la néphrotomie qu'on doit tenter dans certaines circonſtances lors, par exemple, qu'un abcès dans la région lombaire indique le lieu affecté; ou la lithotomie qu'on pratique à Montpellier avec beaucoup de succès suivant l'appareil latéral. Les autres calculs des reins & de la veffie font ou purement calcaires, ou compofés de petits calculs très-durs, unis enfemble par le moyen d'une matiere crétacée: les remedes propres à diffoudre ces calculs font, 1°. les feuilles du raifin d'ours, infufées à la dofe d'une drachme dans une livre d'eau bouillante; on fait prendre chaque jour fix onces de cette infufion, en buvant par deffus un bouillon émollient; 2°. le favon ordinaire pris chaque jour depuis deux drachmes jufqu'à quatre; 3°. la leffive préparée avec la premiere eau de chaux ordinaire (ce remede n'étoit pas inconnu à *Ettmuller*) ou avec la premiere eau de chaux d'écailles d'huîtres; on en fait prendre chaque jour depuis fix onces jufqu'à douze pendant plufieurs mois. *Voyez* à ce fujet l'excellent traité de l'illuftre *Rob. Whytt*.

Je connois un enfant qui, quoiqu'il ait déja fouffert deux fois l'opération de la taille, eft encore tourmenté par

un nouveau calcul de la veſſie ; d'où
il ſuit que la lithotomie n'enleve que
le produit du mal , ſans en détruire le
principe ; au lieu que les lithontripti-
ques le détruiſent.

Maladies calculeuses.

Fievre hectique calculeuſe.
Convulſion néphralgique.
Aſthme pneumonique.
Goutte ſereine calculeuſe.
Migraine néphralgique.
Hépatalgie calculeuſe.
Gravelle.
Difficulté d'avaler cauſeé par des
    calculs du pharynx.
Hypocondrerie calculeuſe.
Nauſée néphralgique.
Teneſme calculeux.
Dyſurie calculeuſe.
Syncope de *Lanzon.*
Iſchurie cyſtolithique.
Iſchurie utérolithique.
Inflammation calculeuſe des reins.
Dyſpnée calculeuſe.
Angine calculeuſe.
Bégaïement calculeux
Colique calculeuſe d'eſtomac.
Néphralgie calculeuſe.

Néphralgie caufée par le pancréas.
Colique utérine calculeufe.
Piffement de fang calculeux.
Paffion iliaque calculeufe.
Vomiffement bézoartique.
Incontinence d'urine caufée par des calculs.
Dyfurie néphralgique.
Phthifie calculeufe.
Ifchurie néphrolitique.
Jauniffe calculeufe.

CLASSE XXIII.

MALADIES SPASMODIQUES,

Morbi fpafmodici.

TOute maladie qui reconnoît l'ame pour principe, s'établit dans notre corps à l'aide de la contraction mufculaire, foit que le mufcle entier ou quelques-unes de fes fibres feulement fe contractent. Cette contraction qui, dans l'état de maladie, s'opere indépendamment de notre volonté, eft connue fous le nom de *fpafme.* La nature l'excite dans plufieurs maladies

pour

pour expulser ou pour corriger la matiere morbifique; d'autres fois le spasme est l'effet du caprice, de l'erreur, de la mauvaise habitude, sans qu'on puisse l'attribuer à la présence d'aucune matiere morbifique au moins connue des Médecins; tels sont les spasmes qu'on observe dans l'affection hystérique, dans l'hypocondrerie, dans les douleurs, dans les anxiétés, dans l'agonie, dans les évacuations excessives. Il n'est donc pas étonnant si les Allemands, & après eux quelques modernes, tel que *Gandinius*, attribuent aux spasmes la plupart des maladies.

Vouloir expliquer les spasmes par le moyen de la sympathie & de ses lois, c'est répandre d'épaisses ténebres sur une matiere fort obscure par elle-même; c'est heurter de front les lois de la mécanique & de l'hydraulique. Tout spasme consiste dans une contraction violente des muscles; tout spasme est donc l'effet du cours impétueux & violent du fluide nerveux dans la substance des muscles; la force requise dans le fluide nerveux pour opérer le mouvement musculaire, est beaucoup plus considérable que la force appparente

Tome X. K

du mufcle lui-même mis en contraction ; cette force motrice imprimée au
fluide nerveux, émane néceffairement
des facultés de l'ame, feules capables
de produire la contraction des mufcles.

Quoique les Anatomiftes ne décou-
vrent aucune fibre rouge dans les membranes qui fervent d'enveloppe aux
vifceres, il ne s'enfuit pas cependant
que ces membranes ne foient pas fuf-
ceptibles de contraction mufculaire,
puifqu'on obferve tous les jours le
contraire dans plufieurs maladies, &
que d'ailleurs on ne peut pas douter
qu'il n'y ait des fibres mufculaires blanches, telles que celles de prefque tous
les infectes. Les fibres des vaiffeaux
fanguins & des inteftins, paroiffent
très-blanches dans le cadavre ; d'où il
fuit que les méninges, la plevre, le
péritoine & les autres membranes qui
recouvrent les vifceres, font fufcep-
tibles de contraction fpafmodique, de
même que les vaiffeaux excrétoires ;
de là naiffent la fuppreffion des fecré-
tions & des excrétions, les métaf-
tafes des humeurs, l'arrêt du cours du
fluide nerveux dans les parties ; de là
les maladies fpafmodiques entiérement

différentes des maladies convulsives ; telles font le carus hystérique, la mutité, la goutte sereine spasmodique.

La cure des maladies spasmodiques est aussi difficile que leur théorie est obscure ; les unes occasionnées par la pléthore exigent la saignée ; d'autres produites par l'inanition indiquent l'usage des analeptiques, des cordiaux, des spiritueux ; la saignée seroit très-nuisible dans ce cas ; les anodins & les narcotiques font très-utiles dans les spasmes causés par la douleur. La plupart de ces maladies ont leur source dans les passions de l'ame ; on prescrit dans ce cas les céphaliques, les aromatiques, le camphre, le musc, les alcalis volatils ; les secours moraux capables de distraire l'ame des idées noires qui l'affligent, font aussi très-utiles : nous comprenons dans la classe de ces secours, la promenade, l'exercice du cheval, l'habitation à la campagne, la musique, les maximes philosophiques, les préceptes de la religion qu'on ne doit point négliger dans les maladies chroniques, hystériques, hypocondriaques, mélancoliques.

Les maladies spasmodiques exigent

K ij

quelques remedes généraux indiqués par la nature du principe matériel qui les produit : tels font les émétiques & les purgatifs, lorfque ces maladies doivent leur naiffance à la faburre des premieres voies ; les anthelmintiques, lorfqu'elles font produites par une matiere vermineufe ; la faignée, lorfque la matiere morbifique, la véhémence de la fievre, la plénitude du pouls, l'exigent. Si les fpafmes fubfiftent après l'ufage de ces remedes, on aura recours aux anti-fpafmodiques : tels font

Dans l'affection hyftérique,

Sel volatil de fuccin, depuis dix grains jufqu'à trente : huile de fuccin à la dofe de vingt gouttes.

Mufc, depuis deux grains jufqu'à vingt ; la dofe ordinaire eft de fix grains.

Camphre, depuis un grain jufqu'à trois, affocié à quelques grains de nitre.

Eau d'armoife dans laquelle on aura fait brûler un morceau de camphre qu'on y aura enfuite éteint.

Poudre de caftoreum, depuis un grain jufqu'à douze : teinture de fafran à la même dofe.

Teinture de caftoreum, depuis

douze gouttes jusquà quarante : teinture de myrrhe à la dose de quinze
gouttes.

Teinture de succin, depuis six gouttes jusqu'à vingt : baume de vie d'*Hoff-*
mann à la dose de dix gouttes.

Eau de menthe, eau générale, eau
thériacale, eau de la Reine d'Hongrie,
eau des Carmes, elixir de *Garus*, depuis
une drachme jusqu'à quatre.

Teinture de canelle, depuis un scrupule jusqu'à deux drachmes.

Sel sédatif à la dose de vingt grains.

Eaux de rhue, de matricaire, de mé-
lisse simple, à la dose de deux onces.

Sirop de fleurs d'oranger, d'armoise,
depuis une once jusqu'à deux.

Baume du Commandeur de Perna,
à la dose d'un scrupule.

Lilium de *Paracelse*, à la dose de quarante gouttes.

Elixir thériacal à la dose de vingt
gouttes.

Pilules hystériques, pilules cha-
lybées, depuis six grains jusqu'à un
scrupule.

Poudre anti-spasmodique, poudre
de guttete, poudre de racine de va-

lériane sauvage, depuis six grains jusqu'à un scrupule.

Poudre de succin à la dose de deux scrupules.

Eeau de luce à la dose de six gouttes.

Fleurs de tilleul, de muguet, de caille-lait jaune, à la dose de deux pincées dans une infusion théiforme, dans du petit-lait, &c. fleurs d'œillet, de primevere.

On fait flairer l'eau de luce, l'esprit volatil de sel ammoniac, le sel volatil aromatique huileux, le sel volatil de vinaigre, l'eau des Carmes, l'eau de la Reine d'Hongrie.

Dans les spasmes occasionnés par la douleur, ou par quelque passion de l'ame.

Philonium romain, depuis un scrupule jusqu'à une drachme.

Pilules de cynoglosse, depuis trois grains jusqu'à dix.

Thériaque céleste, depuis un grain jusqu'à vingt.

Sirop de nénuphar à la dose d'une once.

Thériaque d'Andromaque, orviétan, mithridate, diascordium, depuis dix grains jusqu'à une drachme.

Sel sédatif à la dose de vingt grains.

Laudanum liquide, depuis quatre gouttes jusqu'à vingt, & davantage pour ceux qui y sont accoutumés.

Sirop de karabé, sirop de pavot blanc, depuis une drachme jusques à quatre.

Musc à la dose de dix grains : safran à la même dose : camphre depuis deux grains jusqu'à trois.

Extrait de jusquiame blanche à la dose d'un demi-grain.

Topiques : Semence d'aneth, opium, camphre, castoreum, jusquiame.

Dans l'épilepsie.

Feuilles d'oranger en poudre à la dose de vingt grains ; en décoction à la dose d'une demi-poignée dans deux verres d'eau.

Racine de valériane sauvage en poudre, à la dose d'une drachme ; en décoction, depuis une drachme jusqu'à deux.

Racine de pivoine en décoction à la dose de deux drachmes : racine de dictamne à la même dose.

Gui de chêne en décoction à la dose de deux drachmes.

Castoreum, à la dose de douze grains ; cinnabre artificiel à la même dose.

Foie de loup desséché, à la dose d'une drachme.

Fleurs de tilleul, de caille-lait jaune, &c. en infusion théiforme.

Quinquina, à la dose d'une drachme, trois fois le jour.

Fleurs de mille-pertuis, infusées dans du vinaigre.

Esprit de vinaigre, à la dose d'une cuillerée, trois fois dans l'espace d'une heure.

CLASSE XXIV.

MALADIES D'ATONIE,

Morbi atoni.

LES parties de notre corps se relâchent & tombent dans l'atonie, toutes les fois que la force d'adhésion qui lie ensemble les fibrilles dont elles sont composées, se trouve considérablement diminuée. Les causes de cette diminution sont 1°. l'interposition d'un fluide spécifiquement plus léger entre les fibrilles de ces parties, ce qui empêche la proximité nécessaire à la cohésion, dont la force est en raison directe du cube de proximité de la laxité de tout le corps, occasionnée par une chaleur excessive ; 2°. l'inanition des vaisseaux, produite par le défaut d'un fluide distendant ; c'est pourquoi les flux de sang excessifs, les flux de ventre immodérés, les longues abstinences, relâchent & affoiblissent les vaisseaux, & par conséquent toute l'habitude du corps ; 3°. la lenteur du fluide nerveux & du sang ; en effet, un fluide qui parcourt un vaisseau flexible avec une vîtesse double, agit sur les parois de ce vaisseau avec une force quadruple ; d'où il suit que l'inertie & la lenteur du fluide nerveux & du sang, font une troisieme cause de la foiblesse & de l'atonie tant des nerfs que des vaisseaux sanguins.

Les passions vives, les désirs violens imprime au fluide nerveux & au sang une vîtesse proportionnée à leur intensité ; il n'est donc pas étonnant que le corps se relâche & s'affoiblisse, lorsque l'ame est dans une espece de lan-

gueur, comme il arrive dans la défaillance , dans la syncope causée par
quelque frayeur.

Certaines humeurs de notre corps ,
telles que la salive imprégnée des sucs
d'un mets délicieux , la femence pro-
lifique long-temps retenue dans ses
réservoirs , &c. excitent & entretien-
nent dans l'ame des sentimens de plaisir
& une vivacité , d'où naît la vigueur
des forces motrices : lorsque ces fentimens & cette vivacité manquent à
l'ame , elle languit , ainsi que l'éréthif-
me naturel de tout le corps.

L'obstruction des nerfs & l'imméa-
bilité du fluide nerveux font les principales causes de la paralysie & de l'immobilité des muscles ; ne peut-on pas
aussi reconnoître pour cause de ces
symptomes , la préfence d'une féroſité
furabondante ou trop viſqueuſe , qui,
par son seul contact , enleve aux nerfs
leur électricité , comme nous voyons
tous les jours l'humidité l'enlever aux
fils de fer deſtinés à la tranſmettre ? On
eſt porté à le croire d'après l'analogie
qui se trouve entre le fluide nerveux
& la vapeur électrique : ne peut-on
pas croire aussi que la pituite obſtrue

les pores des nerfs ? Il est certain que
les ligatures & les compressions des
nerfs occasionnent la résolution des
muscles auxquels ces nerfs se distri-
buent : plongés dans une telle obscu-
rité, nous ignorons quelles sont les
maladies, qui provenant des causes internes, doivent être rangées au nombre des maladies d'atonie, des maladies emphractiques, sanguines, séreuses, &c. quoiqu'elles soient comprises
dans la même classe, ou même dans le
même genre.

Maladies d'atonie.

Fievre typhode des sujets épuisés
  par l'excès de Vénus.
Convulsion causée par l'inanition.
Tremblement causé par la foiblesse.
Affection hystérique causée par une
  perte de sang excessive.
Boitement provenant de foiblesse.
Amblyopie crépusculaire.
Goutte sereine de naissance.
Perte de goût paralytique.
Surdité causée par la laxité du tym-
  pan.
Anesthésie des enfans nouveaux
  nés.

K vj

Anorexie des sujets épuisés par l'excès de Vénus.

Foiblesse causée par l'abstinence.

Impuissance virile gonorrhoïque.

Syncope causée par la saignée.

Râlement.

Hémiplégie épileptique.

Toute espece de léthargie.

Rhumatisme dorsal.

Lassitude occasionnée par quelque
évacuation excessive.

Sueur occasionnée par la syncope.

Avortement provenant de relâchement.

Flux involontaire d'urine des enfans.

Fleurs blanches d'Amérique.

Bévue provenant de foiblesse.

Etisie dorsale.

Etisie des nourrices.

Atrophie causée par la salivation.

Anasarque à la suite de quelque
évacuation excessive.

Hémiplégie causée par l'apoplexie.

Extase provenant de résolution.

Mutité des sourds.

Convulsion causée par l'onanisme.

Tremblement des paralytiques.

Diftorfion de la bouche.

Danfe de Saint Guy, accompagnée
　d'inftabilité.

Amblyopie abfolue.

Goutte fereine occafionnée par des
　narcotiques.

Ouïe trouble de *Willis*.

Surdité de naiffance.

Anorexie paralytique.

Anorexie des enfans nouveaux nés.

Foibleffe provenant d'inanition.

Syncope provenant d'inanition.

Soif exceffive primitive.

Mutité caufée par des narcotiques.

Apoplexie féreufe.

Laffitude caufée par le travail.

Perte de mémoire caufée par l'ex-
　cès de Vénus.

Hémoptyfie produite par tranfuda-
　tion.

Incontinence du ventre.

Flux involontaire d'urine prove-
　nant de paralyfie.

Tintouin provenant de foibleffe.

Etifie occafionnée par des fueurs
　exceffives.

Atrophie nerveufe.

Atrophie caufée par un flux de ven-
　tre exceffif.

Chlorofe provenant d'une perte
excessive de fang.

Les fecours propres à combattre l'a-
tonie varient la diverfité des principes
d'où dépend l'atonie ; lorfqu'elle eft
l'effet du peu de cohéfion des fibrilles,
ce que l'on connoît par la molleffe des
parties , par la vie fédentaire & la pa-
reffe habituelle du malade , par l'abus
qu'il a fait des bains , des potions hui-
leufes , d'un air trop chaud ; il faut ,
dans ce cas, rétablir le ton & le reffort
des parties par le moyen des fecours
gymnaftiques , tel qu'un exercice plus
fort que de coutume , répété auffi fouvent que les forces le permettent ; de
tous les exercices , ceux du cheval ,
de la chaffe , de la promenade à l'air
libre de la campagne , font les plus falutaires : les frictions font auffi très utiles ,
on les fait avec du drap chaud impré-
gné de vapeurs aromatiques , de fumée
de fuccin , &c. les bains froids réitérés
plufieurs fois pendant l'été , l'air des
montagnes , l'habitation dans un pays
froid peu expofé au vent du midi, l'ufa-
fage d'un vin vigoureux & d'alimens
affaifonnés de vinaigre , de fel, de fuc
de limon, font autant de fecours né-

ceſſaires dans les maladies d'atonie &
dans un grand nombre de maladies
chroniques. Dans l'atonie qui accompagne preſque toujours la convaleſ-
cence, nous preſcrivons des alimens
reſtaurans, un air pur, un exercice
proportionné aux forces.

Dans le cas où l'atonie dépend de
l'inanition des vaiſſeaux occaſionnée
par des hémorragies exceſſives, on
preſcrit les ſecours diététiques propres
à réparer le chyle & le ſang ; les crêmes de riz, les crêmes d'orge, les laitages rempliſſent très-bien cette indication, pourvu toutefois que l'eſtomac ne ſoit pas trop affoibli, & que
les premieres voies ſoient exemptes
de ſaburres; ces ſecours ſont ſur-tout
néceſſaires, lorſque les hémorragies
ſont cauſées ou entrenues par des éro-
ſions purulentes; telles ſont l'hémoptyſie des phthiſiques, la ménorrhagie
ulcéreuſe, la ménorrhagie cancéreuſe,
&c. On preſcrira en même temps au
malade beaucoup de tranquillité & d'eſprit & de corps; ſans cette précau-
tion, il ſeroit à craindre que l'impétuo-
ſité du ſang s'oppoſant à la coalition
des vaiſſeaux, n'entretînt ou ne renou-

vellât l'hémorragie. Aussi long-temps
que subsistent les flux de ventre, les
digestions ne se font presque jamais
bien ; on doit donc y remédier par le
moyen des cathartiques & des stomachiques, avant d'accorder au malade
des alimens convenables & en quantité
proportionnée à ses forces : les meilleurs
alimens sont les soupes, les panades,
les œufs frais à demi-cuits, la décoction
blanche ; pour rendre les bouillons
très-nourrissans, on y ajoute du jus
exprimé de chairs rôties à demi & cou-
pées par rouelles, cette expression doit
se faire pendant que les chairs sont
encore chaudes ; on prescrit aussi avec
succès au malade l'usage des assaison-
nemens anomatiques, de la cannelle,
de l'écorce de citron, des oranges de
la Chine confites, des noix confites,
du gingembre confit, de la poudre de
noix muscade dont on assaisonne les
bouillons ; enfin l'excellent vin de Bour-
gogne, les vins d'Espagne, tel que celui d'Alicante, &c. sont très-propres
à rétablir le ressort de l'estomac & à
restaurer les forces du corps. Dans les
maladies d'atonie, telles que l'étisie,
la perte de mémoire, l'anorexie, &c.

auxquelles donnent naiffance les pertes exceffives de femence, on prefcrit les aphrodifiaques affociés aux crêmes & aux laitages : le chocolat à la vanille ou au mufc, les crêmes de falep auxquelles on ajoute du ginfeng, les bulbes de plufieurs efpeces d'orchis réduites en crêmes réparent promptement les forces : on doit rapporter ici les maladies des nourrices, telles que la toux, la phthifie, auxquelles donne lieu l'allaitement trop long-temps continué, ce qui fouvent les épuife.

Lorfque l'atonie ou la laxité des nerfs dépend d'une férofité ftagnante dans les ventricules du cerveau, dans la moelle épiniere, on doit attirer cette férofité en dehors par le moyen des cathartiques, des émétiques, des diurétiques, des véficatoires, des fétons : les fueurs font auffi très-utiles ; pour cet effet, on les excite par le moyen des bains de fable, des étuves, des bains d'eaux thermales, parmi lefquelles on doit choifir les plus chaudes & les plus abondantes en fel, telles font les eaux de Balaruc ; il fuffit d'y refter pendant quelques minutes pour être faifi d'une fievre éphémere affez véhémente, qui se termine au bout d'une heure, par une sueur copieuse : c'est principalement à cette fievre & à la sueur qui en est l'effet, qu'on doit attribuer la guérison d'un grand nombre des maladies de cette classe.

Ces mêmes eaux thermales prises intérieurement sont très-propres à rétablir le ressort de l'estomac & des intestins, à dissiper l'anorexie, & à faire cesser le vomissement qui en est la suite. On emploie aussi avec succès, pour détruire les diarrhées qui dépendent de l'atonie des intestins, les médicamens toniques, stomachiques, astringens, tels que la rhubarbe, les myrobolans, le rhapontic, &c.

Rhubarbe, depuis six grains jusqu'à dix : extrait de rhubarbe, à la dose de douze grains.

Extrait de genievre, depuis un scrupule jusqu'à une drachme : quinquina à la dose de deux scrupules.

Vin d'absinthe, vin de quinquina, depuis une once jusqu'à trois.

Teinture d'absinthe, depuis dix gouttes jusqu'à une demi-drachme.

Elixir de propriété, élixir thériacal, élixir de Garus, depuis dix gouttes jusqu'à deux drachmes.

Confection d'hyacinthe, confection alkermès, thériaque, opiat de Salomon, à la dose d'une drachme.

Trochisques de cachou simples ou avec la cannelle, l'ambre.

Eau de cannelle, depuis une drachme jusqu'à quatre : eau de menthe, à la dose de trois onces.

Sirops de cannelle, d'écorce de citron, de fleurs d'orangers, à la dose d'une once.

Topiques. Epithêmes préparés avec un morceau de pain chaud saupoudré de cannelle, de muscade, de poivre, ou arrosé d'huile de muscade, de bon vin, &c. les douches, les fomentations, les bains d'eaux thermales sulphureuses, de Bagnols, de Saint-Laurent, de Barrege, &c. sont très-utiles dans les cas d'obstruction de nerfs provenant de quelque cause physique, telle qu'une lymphe épaisse & âcre, telle que la matiere morbifique de la goutte, du rhumatisme, &c. on emploie aussi avec beaucoup de succès, dans ce cas, le secours de l'électricité ou de la secousse électrique qu'on excite en tirant des étincelles de la nuque du malade ou du membre paralytique par le moyen du cône de fer qu'on approche de temps en temps des parties ci-deſſus.

C L A S S E XXV.

MALADIES MORALES,

Morbi morales.

CES maladies, que les Anglois & l'illuſtre *Lorry* appellent *nerveuſes*, & que d'autres nomment *mélancoliques*, *hypocondriaques*, *hyſtériques ſans ma_tiere*, reconnoiſſent pour principe pro‑chain un vice ou une dépravation des facultés de l'ame, telles que l'imagina‑tion, l'appétit, la volonté, le jugement.

L'obſervation nous apprend qu'un grand nombre de maladies ont leur ſource dans une mauvaiſe habitude : *Le Nicolais* a connu un homme en qui la rumination d'abord volontaire, de‑vint enſuite forcée, & pour ainſi dire, néceſſaire ; nous obſervons tous les jours des maladies de différens genres, telles que l'anorexie, l'inſomnie, &c. occaſionnées par le chagrin, par la triſ‑

teſſe, & qui doute que la raiſon ne puiſſe triompher de ce chagrin, principe de maladie? La forte eſpérance d'un retour prochain dans la patrie, ſuffit ſouvent ſeule pour diſſiper la noſtalgie, la fievre hectique & les autres maux, auxquels donnent naiſſance le déſir effréné de revoir ſa patrie & ſes parens. Il y a pluſieurs eſpeces de mélancolie, de manie, de tranſport, qui ne reconnoiſſent aucun principe matériel, & qu'on pourroit prévenir & guérir dans le commencement en diſtrayant l'imagination des malades de certains objets : j'avoue que pluſieurs eſpeces de ces mêmes genres de maladies ont leur ſource dans la dépravation des humeurs ; telles ſont, par exemple, la fureur utérine & le ſatyriaſe, qui reconnoiſſent pour principe l'acrimonie de la ſemence ; mais auſſi on ne peut pas nier qu'il y en ait d'autres qui ſont purement morales, telle fut l'érotomanie qui porta *Ariſtote* à offrir de l'encens à ſa femme comme à une divinité ; tel l'amour inſenſé dont le Poëte *le Taſſe* fut conſumé pour la Princeſſe d'*Eſte* qu'il connoiſſoit à peine de vue. Tel l'amour de Dom

Quichote pour fa *Dulcinée*. C'eft la lec-
ture des romans, qui le plus fouvent
donne naiffance à de pareilles éroto-
manies ; il y a auffi des maladies qu'on
doit regarder comme purement morales, quoiqu'elles ne foient pas l'effet
d'une volonté dépravée : je connois
une femme fujette depuis deux ans à
des convulfions journalieres dont le
principe fut une frayeur extrême caufée par le tonnerre. A combien d'épilepfies la frayeur ne donne-t-elle pas
naiffance ? De dix épileptiques, il y
en a certainement fix & plus qui doivent leur maladie à ce principe. Combien de perfonnes affectées de ftrabif-
me ont perdu l'ufage de l'un des yeux
par la mauvaife habitude qu'ils avoient
contractée de ne regarder la lumiere,
de ne confidérer les objets que d'un
feul œil ? Perfonne n'ignore les effets
de l'antipathie, qui occafionne quelquefois la perte fubite de la voix, des
convulfions, la fyncope & d'autres
fymptomes effrayans.

Les maladies fimulées méritent une
attention particuliere ; les Médecins
en font fouvent les dupes ; perfonne
n'ignore que les foldats feignent tou-

tes fortes de maladies pour obtenir un congé ; les filles détenues malgré elles dans les couvents en font souvent de même pour en fortir : j'ai connu des enfans de quatre , de cinq ans, qui feignoient l'épilepfie , fans que je puffe deviner leur motif ; je les guériflois auffitôt en leur prefcrivant le fouet. Bien des perfonnes, pour s'exempter d'une charge, d'un voyage, ou pour tenter l'amitié de quelqu'un , fimulent différentes maladies auxquelles on donne le nom de *politiques*. Ne peut-on pas rapporter à cette claffe les convulfions des fanatiques de toutes les religions ? Bien des femmes fe font honneur d'être fujettes aux affections hyftériques qu'elles regardent comme une preuve de la délicateffe de leur efprit ; elles auroient honte de ne pas vomir, de ne pas tomber en défaillance au récit d'un mauvais vers , ou de n'être pas faifies de convulfion à la mort d'un moineau.

Les exemples de ces maladies, que l'on appelle *vapeurs* , font fi fréquens , qu'ils conftituent prefque la moitié des maladies chroniques.

Maladies morales.

Synoque (*Synochus*) mufical.
Tremblement occafionné par une
   paffion de l'ame.
Epilepfie caufée par une frayeur.
Plufieurs efpeces d'affection hyfté-
   rique.
Strabifme de *Buffon*.
Fievre lente noftalgique.
Friffon caufé par une paffion de
   l'ame.
Epilepfie fimulée.
Tic hypocondriaque.
Vue Françoife.
Strabifme, accompagné d'obfcur-
   ciffement de la vue.
Mutité proérétique.
Aphonie caufée par une antipa-
   thie.
Hémiplégie fimulée.
Défaillance caufée par une paffion
   de l'ame.
Toutes efpeces de mélancolie.
Toutes efpeces de fatyriafe.
Plufieurs efpeces d'hypocondrerie.
Vomiffement de fang fimulé.
Pollution involontaire.
Chlorofe amoureufe.

Orthopnée

Orthopnée caufée par une antipathie.

Impuiffance virile magique.

Aphonie caufée par une extafe.

Afthénie caufée par une paffion de l'ame.

Affoupiffement carotique produit par une paffion de l'ame.

Difficulté d'avaler occafionnée par des naufées.

Douleur des mamelles occafionnée par une frayeur.

Laffitude caufée par une paffion de l'ame.

Accouchement rendu difficile par une paffion de l'ame.

Vertige paffager.

Pica fimulé.

Toutes efpeces de terreur panique.

Toutes efpeces de tarentifme.

Bévue occafionnée par une paffion de l'ame.

Pica volontaire.

Toutes efpeces de noftalgie.

Délire caufé par une paffion de l'ame.

Toutes efpeces de démonomanie.

Manie occafionnée par une paffion de l'ame.

Tome X. L

Oubli occafionné par une paffion
de l'ame.

Larmoiement caufé par une paffion de l'ame.

Infomnie caufée par une paffion de
l'ame.

La guérifon des maladies morales
eft auffi difficile que leur théorie eft
obfcure; c'eft fouvent en vain qu'on
en entreprend la cure.

Les courtifans qui au milieu des richeffes font agités de foins & d'inquié-
tudes cuifantes, font fort fujets aux
maladies de l'ame. « J'avoue, dit *Ba-*
» *glivi*, qu'un grand nombre de mala-
» dies ont leur fource dans la réplétion;
» mais il y en a un beaucoup plus grand
» nombre, qui doivent leur naiffance
» aux paffions de l'ame, auxquelles
» font fujets principalement les peres
» de famille, les perfonnes conftituées
» en dignités, les courtifans, &c. ».
Les paffions de l'ame & les maladies
qui en font les fuites, font auffi fort
familieres aux Négocians dont la for-
tune s'écroule, aux filles qui perdent
leur honneur, & qui étoient auparavant accoutumées à cultiver la vertu,
aux Artifans qui attendent leur fubfif-

tance & leurs richeffes de l'opinion du peuple, & qui font l'objet de la détraction des envieux & d'autres perfonnes qui cherchent à leur nuire. Les maladies de l'ame qui naiffent de ces principes, s'augmentent & s'aigriffent lorfque les malades ont honte de confier à un ami la caufe fecrette de leurs maux ; ces maladies font d'autant plus difficiles à guérir, que les Médecins en connoiffent rarement le principe, le plus fouvent les malades l'ignorent eux-mêmes, ou s'ils le connoiffent, ils ont grand foin d'en dérober la connoiffance aux Médecins.

Les hyftériques, les hypocondriaques, les mélancoliques, qui doués d'une fenfibilité extrême jointe à beaucoup de foibleffe, n'ont pas la force de modérer les affections de l'ame, menent une vie très-miférable ; on voit tous les jours, par exemple, des filles enflammées des feux de l'amour, tomber dans la chlorofe, & dépérir à vue d'œil, par l'infomnie, l'anorexie, &c.

Les perfonnes affectées d'une violente paffion de l'ame, fe plaignent d'abord de mal d'eftomac, d'amertume de bouche, de vents, d'anorexie;

L ij

ſi un Médecin ignorant s'efforce de combattre ces ſymptomes par le moyen des cathartiques & des émétiques réitérés, loin de ſoulager les malades, il augmente réellement tous leurs maux; il n'eſt que trop ordinaire aux Médecins de traiter toutes les maladies comme provenant de réplétion & de ſaburre.

Les perſonnes qui ſe livrent à une étude exceſſive, affoibliſſent leur tempérament & deviennent très-ſuſceptibles des maladies de l'ame, à moins qu'elles ne prennent quelques intervalles de repos pour réparer les forces de l'eſprit & du corps par le moyen de la promenade, du ſéjour à la campagne, des converſations agréables avec leurs amis; ſans ces précautions, elles tombent aiſément dans l'inſomnie, dans l'anorexie, la mélancolie, la maigreur, &c. maladies auxquelles le repos, les bains & la diete ſont plus utiles que tous les médicamens.

Les maladies aiguës qui ont leur ſource dans les paſſions de l'ame, ſont ordinairement beaucoup plus dangereuſes que les autres; les ſaignées & les purgatifs n'en moderent point la violence; les ſymptomes qui les ac-

compagnent, font fouvent extraordi-
naires, & fubfiftent aufſi long-temps
que durent les paſſions de l'ame; il
faut dans le traitement de ces maladies qui doit être très-doux, confer-
ver avec beaucoup de foin les forces
du fujet, & s'abftenir des remedes
violens ou pris en trop grande quantité; malheureux les malades qui dans
ces circonftances, fe confient à un
Médecin ignorant ou livré à quelque
théorie craffe de l'école.

Il feroit à fouhaiter dit l'*Ill. Baglivi*, que nous euſſions l'hiſtoire exacte des maladies auxquelles chacune des
paſſions de l'ame a coutume de donner naiſſance : la triſteſſe, par exemple, fait naître la diarrhée, la fievre
fynoque, la fievre maligne ; la colere,
lorfqu'elle eſt violente, occaſionne la
diarrhée bilieufe ; la frayeur excitée par
les tremblemens de terre, par les fieges
des villes, &c. produit des avorte-
mens, des épilepfies, des fievres tierces, & d'autres maladies que *Télonius*
détaille dans fon livre *de terræ motu*.

La cure des maladies morales eſt
fondée principalement fur les fecours
moraux : la force, la prudence & la

L iij

tranquillité de l'ame font les meilleurs remedes qu'on puiffe leur oppofer, & fans lefquels tous les autres remedes qu'on nomme vulgairement *égayans* ou *anti-mélancoliques*, font inutiles, n'ayant le plus fouvent d'autre propriété que d'égayer l'Apothicaire qui les fournit.

L'exercice du corps, fur-tout à cheval, les voyages de long cours, le féjour à la campagne, les plaifirs de la mufique & de la danfe, les plaifirs du jeu n'ayant pour but que le divertiffement, tous ces moyens font très-propres à calmer les maladies de l'ame, en diftrayant l'efprit des malades des foins & des affaires qui les occupent: fi ces affaires font très-férieufes & d'une grande importance, on doit faire enforte de les ranger au plutôt fuivant les lois de la prudence; fi le mal eft fans remede, il faut le fupporter avec cette fermeté d'ame, que la philofophie & la religion fur-tout infpirent, d'autant plus que l'indignation, l'impatience, le défefpoir, loin de remédier au mal, ne feroient que l'aigrir. Les maladies de l'ame exigent un Médecin qui fache donner des confeils aux

malades, ou leur propofer des remedes
convenables, avec un art & une liberté
capables de leur infpirer du courage,
de la fécurité & une confiance entiere
aux fecours qu'on leur propofe. La
plupart de ces malades fe laiffent con-
duire comme les enfans, par les paroles,
les promeffes, les douceurs ; le principal point de la curation confifte à
ranimer leur courage par l'efpérance
d'une guérifon prochaine ; c'eft par ce
moyen que nous voyons tous les jours
la maladie du pays fe diffioer ; en effet
ceux que le défir effréné de revoir leurs
Dieux pénates, jette dans une maladie grave, fi on leur fait efpérer un
retour prochain dans leur patrie, on
les voit auffi-tôt fe trouver beaucoup
mieux, & devenir en état de foutenir
un long voyage au grand étonnement
des affiftans qui les croyoient à deux
doigts de la mort. *Voyez* la cure particuliere de ces maladies dans chacun de
leurs genres, comme la *mélancolie*, la
démonomanie, *l'affection hyftérique*, la
noftalgie.

❧❧

L iv

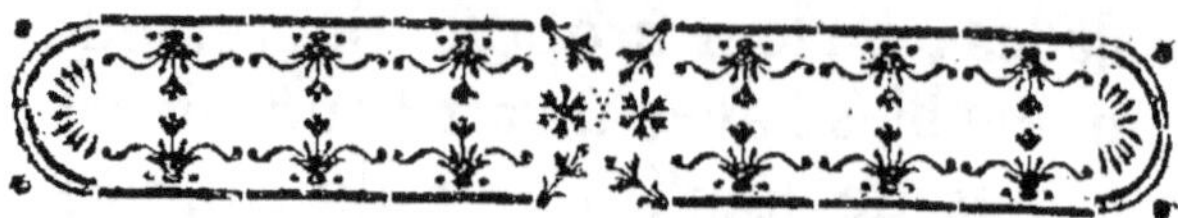

MÉTHODE ANATOMIQUE

DES MALADIES.

CLASSE PREMIERE.

Maladies cutanées univerſelles.

ORDRE PREMIER.

Maladies de couleur viciée.

Jauniſſe.
Chloroſe.
Ictere noir.
Ictere rouge.
Scorbut.

ORDRE II.

Maladies éruptives chaudes.

Peſte.
Petite vérole.
Rougeole.
Miliaire.

Fievre scarlatine.
Pourpre.
Fievre véficulaire.
Fievre érysipélateuse.

ORDRE III.

Maladies éruptives exemptes de fievre.

Eruption.
Porcelaine.
Gale.
Pian.
Lepre.
Éléphantiafis.
Vérole.
Teigne.
Prurit.
Herpe.

ORDRE IV.

Enflures.

Corpulence.
Bouffiffure.
Anafarque.
Phlegmatie.

ORDRE V.

Maigreurs.

Etifie.
Phthifie.
Marafme.
Defféchement.

ORDRE VI.

Maladies d'intempérie.

Chaleur exceffive.
Froid exceffif.
Ephémere.
Synoque (*fynocha*).
Synoque (*fynochus*).
Fievre maligne.
Fievre hectique.
Fievre quotidienne continue.
Tierce continue.
Quarte continue.
Fievre quotidienne.
Fievre tierce.
Fievre quarte.
Fievre erratique.

CLASSE II.

Maladies cutanées partielles.

ORDRE PREMIER.

Taches.

Taie.
Morphée.
Rousseur.
Couperose.
Envie.
Echymose.
Chauveté.
Gangrene humide.
Gangrene seche.

ORDRE II.

Tumeurs.

Phlegmon.
Bubon.
Parotide.
Furoncle.
Charbon.
Cancer.
Panaris.

L vj

Phymosis.
Erysipele.
Œdeme.
Emphyseme.
Squirre.
Sarcome.
Condylome.
Verrue.
Onglet.
Orgeolet.
Goître.
Exostose.
Tumeur scrophuleuse.
Tumeur rachitique.
Léontiasis.
Epinyctide.
Bourgeon.
Bouton.
Pustule.

ORDRE III.

Kistes.

Anévrisme.
Varice.
Hydatide.
Hémorroïde.
Staphylome.
Loupe.

Tumeur blanche.
Hydrorachitis.
Apofteme.
Exomphale.
Hernie fauffe.
Hydrocéphale.
Phyfocéphale.
Hydropifie afcite.
Hydropifie de matrice.
Tympanite de matrice.
Tympanite du bas-ventre.
Météorifme.
Ifchurie.

ORDRE IV.

Ectopies.

Chute de l'œil.
Encéphalocele.
Eraillement.
Chute de la langue.
Luxation.
Perverfion de la tête des os &
    des mufcles.
Diaftafe.
Lordofe.
Boffe.
Chute de l'anus.
Chute de veffie.

Chute de matrice.
Entérocele.
Epiplocele.
Gaſtrocele.
Hépatocele.
Splénocele.
Hyſtérocele.
Cyſtocele.
Déplacement des teſticules.

ORDRE V.

Plaies.

Bleſſure.
Piqûre.
Ecorchure.
Meurtriſſure.
Fraĉture.
Fêlure.
Rupture.
Coupure.
Ulcere.
Clavelée.
Carcinome.
Pian.
Teigne.
Exulcération.
Sinus.
Fiſtule.

Gerçure.
Efcarre
Carie.
Epine venteufe.

CLASSE III.

Maladies des membres.

ORDRE PREMIER.

Maladies des parties molles.

Hémiplégie.
Paralyfie.
Paraplexie.
Béribéri.
Tétanos.
Friffon.
Tremblement.
Danfe de S. Guy.
Crampe.
Tiraillement.
Rhumatifme.
Convulfion.
Anxiété.
Laffitude.
Sciatique.
Engelure.

Sarcome.
Panaris.
Goutte.
Perverſion de la tête, des os &
   des muſcles.
Luxation.
Exoſtoſe.
Tumeur blanche.
Phlegmatie.
Lordoſe.
Contracture.
Deſſéchement.
Boitement.
Soubreſaut.

ORDRE II.

Maladies des parties tendinéo-oſſeuſes.

Goutte.
Douleur des os.
Rachitis.
Boitement.
Contracture.
Luxation.
Perverſion de la tête, des os &
   des muſcles.
Boſſe.
Exoſtoſe.
Panaris.

Tumeur blanche.
Lordofe.
Diaftafe.

CLASSE IV.

Maladies des fexes.

ORDRE PREMIER.

Maladies communes des parties génitales.

Gonorrhée.
Incontinence d'urine.
Dyfurie.
Piffement de pus.
Ifchurie.
Piffement de fang.
Diabetès.
Œdopfophie.
Impuiffance.
Douleur des parties honteufes.
Chancre vénérien.
Fic.
Poireau.
Crêtes.
Verrue vénérienne.
Gerçure vénérienne.

ORDRE II.

Maladies des hommes.

Phimofis.
Déplacement des teſticules.
Fauſſe hernie.
Priapiſme.
Œdeme du membre viril.
Satyriafe.
Sorte de ſtérilité virile.

ORDRE III.

Maladies des femmes.

Avortement.
Accouchement laborieux.
Fleurs blanches.
Groſſeſſe.
Affection hyſtérique.
Obliquité de la matrice.
Chute de la matrice.
Tympanite de matrice.
Hydropiſie de matrice.
Ménorrhagie.
Fureur utérine.

CLASSE V.

Maladies des organes des fens.

ORDRE PREMIER.

Maladies des yeux : 1º. *Internes.*

Goutte fereine.
Bévue.
Berlue.
Amblyopie.
Larmoiement.
Vertige.

2º. *Externes.*

Vue obfcure.
Cataracte.
Chute de l'œil.
Ophtalmie.
Orgeolet.
Onglet.
Staphylome.
Eraillement.
Souris.
Strabifme.
Œil poché.
Œil fondu.

Drapeau.
Echymofe des paupieres.
Phlegmon de l'œil.
Mûre.
Sarcome de l'œil.

ORDRE II.

Maladies des oreilles.

Surdité.
Dureté d'oreille.
Ouie trouble.
Tintouin.
Douleur d'oreille.
Ecoulement des oreilles.
Alongement des oreilles.

ORDRE III.

Maladies des narines.

Perte d'odorat.
Punaifie.
Vice de la voix occafionné par
   un polype.
Rhume du cerveau.
Hémorragie.
Sarcome des narines.

ORDRE IV.

Maladies de la bouche.

Aphtes.
Ptyalifme.
Chute la luette.
Chute de la langue.
Perte de goût.
Bégaiement.
Mutité.
Manquement de foif.
Perte de voix.
Vice de la voix.
Soif exceffive.
Affection fcorbutique de la bou-
    che.
Angine.
Efquinancie.
Abcès des gencives.
Douleur des dents.
Carie des dents.
Difficulté d'avaler occafionnée
    par la chute ou la vacillation
    des dents.
Relaxation de la levre inférieure.
Goût dépravé.

CLASSE VI.

Maladies de la tête.

ORDRE PREMIER.

Maladies externes de la tête.

Alopécie.
Plique.
Teigne.
Hydrocéphale.
Physocéphale.
Phthiriase.
Encéphalocele.
Loupe.

Du cou.

Scrophule.
Catarrhe.
Goître.
Angine.
Esquinancie.
Tic.
Torticolis.

ORDRE II.

Maladies internes de la tête.

Manie.
Démonomanie.
Mélancolie.
Transport.
Terreur panique.
Phrénésie.
Inflammation du cerveau.
Insomnie.
Démence.
Perte de mémoire.
Apoplexie.
Anesthésie.
Assoupissement carotique.
Subeth.
Catalepsie.
Catoche.
Extase.
Léthargie.
Stupeur.
Convulsion.
Ecclampsie.
Epilepsie.
Ephialte.
Hydrophobie.
Rage.

Céphalée.
Céphalalgie.
Migraine.
Tarentifme.
Antipathie.

CLASSE VII.

Maladies de la poitrine.

1º. *Externes.*

Ecoulement de lait des mamelles.
Douleur des mamelles.
Tic.
Goître.
Catarrhe.
Boffe.
Douleur de poitrine.

2º. *Internes.*

Rhume.
Toux.
Bâillement.
Hoquet.
Dyfpnée.
Afthme.
Orthopnée.
Hydropifie de poitrine.
Empyeme.

Empyeme.
Pleuréfie.
Péripneumonie.
Douleur de poitrine.
Paraphrénéfie.
Hémoptyfie.
Expectoration.
Phthifie.
Râlement.
Vice de la voix.
Perte de la voix.
Anxiété.
Afphyxie.
Syncope.
Défaillance.
Palpitation.
Anévrifme du cœur.
Inflammation du cœur.
Epuifement.

CLASSE VIII.

Maladies du bas-ventre.

1º. *Externes.*

Douleur des reins.
Rachialgie.
Exomphale.

Tome X.   M

Gastrocele.
Hépatocele.
Entérocele.
Epiplocele.
Splénocele.
Cystocele.
Rougeur érysipélateuse des fesses.
Physconie.
Flux hémorroïdal.
Douleur du fondement.
Chute du fondement.
Tumeur hémorroïdale.
Tympanite.
Hydropisie ascite.
Tympanite de matrice.
Hydropisie de matrice.
Météorisme.
Bubon.

2°. *Internes de l'estomac.*

Anorexie.
Faim canine.
Nausée.
Goût dépravé.
Crémason.
Colique d'estomac.
Flatuosité.
Vomissement.
Vomissement de sang.

Inflammation d'eftomac.
Colera-morbus.
Hypocondrerie.

3º. *Des inteftins.*

Maladie noire.
Paffion iliaque.
Dyffenterie.
Diarrhée.
Flux hépatique.
Lienterie.
Paffion céliaque.
Ténefme.
Colique.
Inflammation des inteftins.

4º. *Du foie.*

Squirre du foie.
Hépatalgie.
Jauniffe.
Inflammation du foie.
Ictere noir.

5º. *De la rate.*

Splénalgie.
Inflammation de la rate.

6º. *Des reins.*

Néphralgie.
Inflammation des reins.

Fauſſe iſchurie.
Piſſement de pus.

7°. *De la veſſie.*

Inflammation de la veſſie.
Diabetès.
Incontinence d'urine.
Piſſement de pus.
Dyſurie.
Iſchurie.

8°. *De l'épiploon.*

Inflammation de l'épiploon.
Phiſconie.

CLASSE IX.

Maladies des âges.

ORDRE PREMIER.

Maladies des jeunes gens.

Vices.

Hydrorachitis.
Exoſtoſe rachitique.
Rougeur éryſipélateuſe des feſſes.
Engelure.

Chute du fondement causé par un flux de ventre.

Exomphale aqueux.

Entérocele ombilical.

Entérocele inguinal.

Les croissances.

Toutes especes de déplacemens des testicules.

Toutes especes de chute de la langue.

Vrai Phimosis.

Paraphimosis.

Echauboulure.

Fievres.

Fievre lente des enfans.

Fievre lente nostalgique.

Fievre lente vermineuse.

Fievre lente scrophuleuse.

Phlegmasies.

Toutes especes de petite vérole.

Toutes especes de rougeole.

Aphtes des enfans à la mamelle.

Inflammation du cerveau familiere aux enfans.

Esquinancie gangreneuse.

Spasmes.

Convulsion fébrile.
Convulsion causée par un hydro-
céphale.
Convulsion vermineuse.
Ecclampsie vermineuse.
Ecclampsie occasionnée par la
dentition.
Ecclampsie causée par un hydro-
céphale.
Danse de S. Guy.
Cochemar stomachique.
Cochemar vermineux.
Tétanos vermineux.
La Sarrète.
Tic vermineux.
Toutes especes de strabisme.
Boitement rachitique.

Essouflemens.

Asthme des bossus.
Dyspnée rachitique.
Douleur de poitrine causée par
des vers.
Eternument de la rougeole.
Coqueluche.
Toux causée par la dentition.
Hoquet des gloutons.

Débilités.

Anesthésie des enfans nouveaux
  nés.
Anesthésie hydrorachitique.
Asthénie hydrocéphalique.
Asthénie des enfans.
Assoupissement carotique vermi-
  neux.
Assoupissement carotique causé
  par un hydrocéphale.
Vue louche.
Anorexie des enfans nouveaux
  nés.
Mutité causée par la paralysie de
  la langue.
Mutité des sourds.
Mutité de ceux qui n'ont point
  de langue.
Toutes especes de bégaiement.

Douleurs.

Insomnie causée par la douleur.
  Anxiété causée par les langes.
  Cardialgie vermineuse.
  Cardialgie des enfans à la mamelle.
  Catarrhe de la rougeole.
  Colique causée par le méconium.

Difficulté d'avaler, causée par le filet.

Colique saburrale d'estomac.

Douleur de la dentition.

Ophtalmie scrophuleuse.

Douleur des os, occasionnée par l'orthopnée.

Chute du fondement.

Prurit causé par les pous.

Vésanies.

Faim canine vermineuse.

Voracité.

Faim canine addéphagique.

Toutes especes de nostalgie.

Terreur panique vermineuse.

Pica des enfans.

Flux.

Incontinence du ventre.

Diarrhée variolique.

Diarrhée vermineuse.

Diarrhée des enfans à la mamelle.

Dysurie calculeuse.

Incontinence d'urine des enfans.

Flux calculeux d'urine.

Flatulence acide.

Flatulence des enfans.

Vomiffement laiteux.
Vomiffement de faburre.
Vomiffement caufé par la denti-
 tion.
Vomiffement vermineux.
Paffion iliaque vermineufe.
Hémorragie pléthorique.
Puanteur des oreilles.
Puanteur de la tête.

Cachexies.

Atrophie des enfans à la mamelle.
Atrophie rachitique.
Atrophie vermineufe.
Jauniffe des enfans nouveaux nés.
Chlorofe des enfans.
Chlorofe vermineufe.
Ulceres varioliques.
Toutes efpeces d'hydrocéphale.
Phthiriafe pédiculaire.
Phifconie méfentérique.
Nouage.
Glandes.
Chartre.
Toutes efpeces de teigne.
Etifie méfentérique.
Tympanite vermineufe.

M v

ORDRE II.

Maladies des vieillards.

Vices.

Toutes especes de dartre.
Toutes especes de tumeur hémor-
roïdale.
Œdeme commun.
Toutes especes de bosse.
Condylome, clou.
Varices des jambes.
Oschéocele aqueux.
Toutes especes d'entérocele.
Toutes especes d'épiplocele.
Toutes especes d'hystérocele.

Fievres.

Fievre maligne des prisons.
Fievre lente cachectique.
Fievre continue quarte simple.
Toutes especes de fievre quarte.

Spasmes.

Toutes especes de contracture.
Toutes especes de tremblement.
Boitement causé par la douleur.
Frisson catarrhal.
Hystérie emphractique.

Toux catarrhale.
Toux asthmatique.
Dyspnée rachitique.
Asthme humide.
Asthme arthritique.
Asthme catarrhal.
Orthopnée pseudo-péripneumoni-
que.
Rhume catarrhal.

Débilités.

Toutes especes de cataractes.
Obscurcissement de la vue, causé
par la corrugation de la cornée.
Nuage de la cornée.
Vue longue.
Plusieurs especes de goutte sereine.
Dureté d'oreille des vieillards 4.
Dureté d'oreille, causée par l'obs-
truction de la trompe d'Eus-
tache.
Fausse ouie.
Plusieurs especes de surdité.
Plusieurs especes d'impuissance vi-
rile.
Bégaiement causé par la chute des
dents.
Ronflement.
Paralysie séreuse.

Hémiplégie apopleĉtique.
Hémiplégie arthritique.
Plufieurs efpeces de paraplexie.
Afthénie cacheĉtique.
Afthénie provenant d'inanition.
Somnolence.
Subeth.
Affeĉtion comateufe, occafionnée
    par l'humeur de la goutte.
Affoupiffement carotique fpontané.
Plufieurs efpeces d'apoplexie.

Douleurs.

Plufieurs efpeces de goutte.
Rhumatifme goutteux.
Catarrhe bénin.
Prurit arthritique.
Froid extérieur.
Froid intérieur.
Céphalée arthritique.
Ophtalmie tracomatique.
Gravelle.
Calcul des reins.
Néphralgie hémorroïdale.
Mal des reins rhumatifmal.
Plufieurs efpeces de fciatique.
Douleur des hémorroïdes.
Chute du fondement.

Véfanies.

Plufieurs efpeces de tintouin.
Hypocondrerie mélancolique.
Démence fénile.
Démence provenant de féchereffe.
Oubli fénil.
Infomnie arthritique.
Infomnie fénile.

Flux.

Piffement de fang occafionné par
  des calculs.
Flux hémorroïdal modéré.
Vomiffement pituiteux.
Paffion iliaque bubonocélique.
Conftipation.
Plufieurs efpeces de larmoiement.
Expectoration afthmatique.
Incontinence d'urine caufée par
  une hernie.
Incontinence d'urine caufée par
  une paralyfie.
Dyfurie hémorroïdale.
Carnofité de l'uretre.
Ejaculation trop lente de femence.
Ejaculationdefemencetropaqueufe.
Atrophie fénile.
Plufieurs efpeces d'ifchurie.

Gale herpétique.
Gangrene sénile.
Ulceres scorbutiques.
Scorbut ordinaire.
Hydropisie ascite séreuse.
Phlegmatie ulcéreuse.

TABLE

DES NOMS LATINS

DES MALADIES.

ABORTUS, *Avortement, Bleſſure.*
Abſceſſus, *Abcès, Apoſteme.*
Addephagia, *Voracité des enfans.*
Adipſia, *Manquement de ſoif.*
Ædopſophia, *Edopſophie.*
Ægilops, *Abcès au grand angle de l'œil.*
Ægis, *Ombrage, Nuage.*
Aërifluxus, *Flux de vents.*
Aërophobia, *Aërophobie.*
Agheuſtia, *Dégoût.*
Agrypnia, *Inſomnie.*
Albugo, *Tache blanche des yeux, Perle.*
Algor, *Froid exceſſif.*
Alopecia, *Alopécie.*
Alphus, *Dartre noire.*
Alvifluxus, *Flux de ventre.*
      Cruentus, *Sanguin.*
      Seroſus, *Séreux.*
Amauroſis, *Goutte ſereine.*
Amblyopia, *Amblyopie.*

Ambuſtio , *Brûlure.*
Amentia , *Démence.*
Amneſia , *Oubli.*
Amphimerina , *Fievre quotidienne con-*
tinue.
Amputatura , *Coupure.*
Anacatharſis , *Expectoration.*
Anaphrodiſia , *Impuiſſance virile.*
Anaſarca , *Anaſarque.*
Anæſtheſia , Aneſthéſie.
Anepithymia , *Anépithymie.*
Anevriſma , *Anévriſme.*
Angina , *Angine.*
Anhelatio , *Eſſouflement.*
Ankyloſis , *Ankyloſe.*
Anorexia , *Inappétence , Perte d'appétit.*
Anoſmia , *Perte d'odorat.*
Anthrax , *Charbon.*
Antiglaucoma , *Antiglaucome.*
Antipathia , *Antipathie.*
Anxietas , *Anxiété.*
Aphonia , *Mutité.*
Aphtha , *Aphthes.*
Apomyttoſis , *Ebrouement.*
Apoplexia , *Apoplexie.*
Apopſychia , *Lipothimie.*
Apoſtaſis , *Dépôt.*
Apoſtema , *Apoſteme , Abcès.*
Apſychia , *Pamoiſon , Syncope , Eva-*
nouiſſement.

Ardor, *Chaleur excessive.*
Aridura, *Desséchement.*
Arsura, *Incendie de la verge.*
Arthritis, *Goutte.*
Arthrocace, *Epine venteuse.*
Ascites, *Hydropisie ascite.*
Asphyxia, *Asphyxie.*
Asthenia, *Epuisement, foiblesse des membres, des nerfs.*
Asthma, *Asthme.*
Atechnia, *Impuissance virile.*
Atonia, *Atonie.*
Atrophia, *Atrophie.*
Aurigo, *Jaunisse.*

B.

Balbuties, *Bégaiement.*
Beriberia, *Béribéri.*
Blepharoptosis, *Chute, relaxation de la paupiere supérieure, éraillement des paupieres, trichiaise avec introversion des tarses.*
Bolismus, *Faim canine.*
Borborygmus, *Borborygme.*
Boulimiasis, *Faim canine.*
Bradypepsia, *Foiblesse d'estomac.*
Bronchocele, *Goître.*
Bronchos, *Enrouement.*
Bubo, *Bubon.*

Bubonocele , *Bubonocele.*

Bubonorixis , *Rupture de l'aine intesti-*
　　nale, ou éploïco-intestinale.

Bulimia , *Faim canine.*

C.

Cachexia , *Cachexie.*

Cacophonia , *Cacophonie.*

Cacositia , *Dégoût, envie de vomir.*

Calentura , *Calenture.*

Caligo , *Obscurcissement de la vue.*

Callositas , *Callosité.*

Callus , *Calus ou cal.*

Calor febrilis , *Chaleur fébrile.*

Cambuca , *Carcinome syphilitique.*

Cancer , *Cancer.*

Capiplenium , *Mal à la tête , Etour-*
　　dissement.

Carbunculus , *Charbon.*

Carcinoma , *Carcinome , cancer.*

Cardialgia , *Cardialgie , mal au cœur.*

Cardiogmus , *Anévrisme du cœur.*

Carditis , *Inflammation du cœur.*

Caries , *Carie.*

Carphologia , *Soubresaut.*

Carus , *Assoupissement carotique.*

Catalepsis , *Catalepsie.*

Cataphora , *Somnolence continuelle ,*
　　subeth.

Cataracta , *Cataracte.*

Catarrhus , *Catarrhe , caterre.*

Cathemerina , *Fievre quotidienne continue.*

Catochus , *Catoche.*

Cauma, *Chaleur excessive, échauffement.*

Causus , *Fievre ardente.*

Cephalæa, *Céphalée, douleur de tête.*

Cephalalgia, *Céphalalgie, mal à la tête, étourdissement.*

Cephalitis , *Inflammation du cerveau, fievre maligne cérébrale.*

Ceratocele, *Hernie de la cornée.*

Cercosis , *Polype de la matrice.*

Chlorosis , *Chlorose , pâles-couleurs.*

Cholera , *Trousse-galant.*

Chordapsus , *Inflammation des boyaux, du méfentere, &c.*

Chorea S. Viti , *Danse de S. Guy.*

Circocele , *Circocele.*

Cirsocele , *Cirsocele.*

Claudicatio , *Boitement.*

Clavus , *Clou.*

Cœcitas , *Aveuglement, goutte sereine.*

Cœliaca , *Passion céliaque.*

Colica , *Colique.*

Coma , *Affoupissement , affection soporeuse.*

Condyloma, *Condylome.*

Constipatio, *Constipation.*
Contractura, *Contracture, ankylose.*
Contusio, *Contusion.*
Convulsio, *Convulsion.*
Cophosis, *Sourdité ou surdité, dureté d'oreille.*
Corpulentia, *Corpulence.*
Coryza, *Rhume du cerveau.*
Crampus, *Crampe.*
Cynanche, *Esquinancie.*
Cystis, *Kiste.*
Cystitis, *Inflammation de la vessie.*
Cystocele, *Cystocele, hernie cystique ou de la vessie urinaire.*
Cysto-enterocele, *Cysto-enterocele.*
Cysto-epiplocele, *Cysto-épiplocele.*
Cysto-merocele, *Cysto-mérocele.*

D.

Dæmonomania, *Démonomanie, rage.*
Delirium, *Délire.*
Dementia, *Démence.*
Diabetes, *Diabete.*
Diacausis, *Chaleur excessive, échauffement.*
Diaria, *Fiévre éphémere, courbature.*
Diarrhœa, *Diarrhée, cours de ventre, flux de ventre, dévoiement, bénéfice de nature.*

Diaftafis, *Diaftafe.*
Diaftrophe, *Diftorfion de la bouche.*
Diplopia, *Bévue, double vue.*
Dolor, *Douleur.*
Dracunculus, *Dragonneau.*
Dyfæfthefia, *Dyfefthéfie.*
Dyfcinefia, *Dyfcinéfie, diminution ou*
    fuppreffion du mouvement mufculaire
    dans les organes foûmis à la volonté.
Dyfecœa, *Dureté d'oreille.*
Dyfenteria, *Dyffenterie, flux de fang.*
Dyfodia, *Puanteur, punaifie.*
Dyforexia, *Inappétence, perte d'appétit.*
Dyfpermatifmus, *Impuiffance d'éjacu-*
    lation.
Dyfphagia, *Difficulté d'avaler.*
Dyfpnœa, *Dyfpnée, oppreffion, diffi-*
    culté de refpirer.
Dyftocia, *Accouchement difficile ou la-*
    borieux.
Dyfuria, *Dyfurie.*

E.

Ecchymoma, *Echymofe.*
Ecclampfia, *Eclampfie, convulfion des*
    enfans, mouvemens convulfifs.
Ecpiefmus, *Groffeur contre nature, hy-*
    dropifie, cancer, chute de l'œil.
Ecplexis, *Mal à la tête, étourdiffement.*

Ecstasis , *Ecstase.*

Ectopia , *Ectopie* , *déplacement des parties solides.*

Ectropium , *Eraillement.*

Efflorescentia , *Efflorescence.*

Elcosis , *Ulcere* , *exulcération.*

Elephantiasis , *Éléphantiase* , *ladrerie.*

Emphysema , *Emphyseme.*

Empyocele , *Empyocele.*

Empyomphalus , *Empyomphale.*

Encanthis , *Mûre.*

Encephalocele , *Encéphalocele* , *hernie du cerveau , du cervelet.*

Enteritis , *Inflammation des boyaux.*

Enterocele , *Entérocele* , *hernie intestinale.*

Enuresis , *Incontinence d'urine* , *flux d'urine.*

Ephelis , *Rousseur.*

Ephemera , *Fievre éphémere.*

Ephialtes , *Ephialte* , *cochemar.*

Ephidrosis , *Sueur.*

Epilepsia , *Epilepsie* , *mal caduc.*

Epinyctis , *Epinycte.*

Epiphora , *Larmoyement.*

Epiplobubonocele , *Epiplobubonocele.*

Epiplocele , *Epiplocele* , *hernie de l'épiploon.*

Epiploenterocele , *Epiploentérocele.*

Epiploitis, *Inflammation de l'épiploon.*
Erethismus, *Eréthisme.*
Erotomania, *Erotomanie.*
Erratica, *Fievre erratique.*
Erysipelas, *Erysipele., fievre érysipéla-*
    teuse, feu de S. Antoine.
Erythema, *Erysipele, tumeur érysipéla-*
    teuse.
Eschara, *Escarre.*
Essera, *Porcelaine.*
Esurigo, *Voracité.*
Exania, *Chute du fondement.*
Exarthrema, *Luxation, entorse.*
Excoriatio, *Ecorchure.*
Excrescentia, *Excroissance.*
Exocyste, *Renversement de la vessie uri-*
    naire.
Exomphalus, *Exomphale.*
Exophthalmia, *Exophthalmie, grosseur*
    contre nature, hydropisie, cancer,
    chute de l'œil.
Exostosis, *Exostose.*
Exulceratio, *Exulcération.*

F.

Farcimen, *Farcin.*
Febris, *Fievre.*
    ardens, *ardente,*
    biliosa, *bilieuse,*

Febris cacochymica, *cacochymique.*
    catarrhalis, *catarrheuse.*
    colliquativa, *colliquative.*
    continua, *continue*, Claſſ. 2.
    epiala, *épiale.*
    eryſipelatoſa, *éryſipélateuſe.*
    inflammatoria, *inflammatoire*,
        Claſſ. 3.
    intermittens, *intermittente*, Claſſ. 2.
    lenta, *lente.*
    maligna, *maligne.*
    miliaris, *miliaire.*
    petechialis, *pétéchiale.*
    purpurata, *pourprée.*
    putrida, *putride.*
    quartana, *quarte*, *quartaine.*
    quotidiana, *quotidienne.*
    remittens, *remittente*, Claſſ. 2.
    ſcarlatina, *rouge.*
    tertiana, *tierce.*
Fiſſura, *Félure.*
Fiſtula, *Fiſtule.*
Flatulentia, *Flatulence.*
Fluxus, *Flux.*
    cruentus, *de ſang.*
    alvi, *de ventre.*
    ſeroſus, *ſéreux.*
    aeris, *de vents.*
Fractura, *Fracture.*

Frambæſia ,

Frambæsia , *Yaw , épian ou pian.*
Furunculus , *Froncle ou furoncle.*

G.

Galactirrhœa , *Ecoulement de lait.*
Gangræna , *Gangrene.*
Gastritis , *Inflammation de l'estomac.*
Gastrocele , *Gastrocele , hernie de l'es-*
    tomac.
Gastrodynia , *Colique d'estomac , foiblesse*
    d'estomac , pesanteur d'estomac.
Gibbositas , *Bosse.*
Glaucoma , *Glaucome.*
Gonorrhœa , *Gonorrhée , chaude-pisse.*
Graviditas , *Grossesse.*
Gutta rosea , *Goutte-rose , couperose ,*
    rougeurs.

H.

Hæmatemesis , *Vomissement de sang.*
Hæmatocele , *Hématocele.*
Hæmaturia , *Pissement de sang.*
Hæmoptysis , *Hémoptysie , crachement*
    de sang.
Hæmorrhagia , *Hémorragie.*
Hæmorrhois , *Hémorroïdes , flux hé-*
    morroïdal.
Hallucinatio , *Hallucination.*
Hectica , *Fievre hectique , Fievre lente.*
    Tome. X.   N

Hemicrania , *Migraine.*
Hemiplegia , *Hémiplégie.*
Hemitritæus , *Hémitritée.*
Hepatalgia , *Douleur du foie.*
Hepatirrhæa , *Flux hépatique.*
Hepatitis , *Inflammation du foie.*
Hepatocele , *Hépatocele, hernie du foie.*
Hernia , *Hernie.*
Herpes , *Herpe, dartre, dertre.*
Hidroa , *Echauboulure.*
Hordeolum , *Orgeolet.*
Horripilatio , *Frisson , refroidissement.*
Hydarthrus , *Tumeur blanche.*
Hydatis , *Hydatide.*
Hydrocardia , *Hydropisie du cœur.*
Hydrocele , *Hydrocele.*
Hydrocephalus , *Hydrocéphale.*
Hydrometra , *Hydropisie de matrice.*
Hydromphalus , *Hydromphale.*
Hydrophobia , *Hydrophobie , rage.*
Hydrophthalmia , *Hydrophthalmie.*
Hydrops , *Hydropisie.*
Hydrorachitis , *Hydrorachitis.*
Hydrothorax , *Hydropisie de poitrine.*
Hypochondriasis , *Hypocondrie.*
Hypogastrocele , *Hypogastrocele.*
Hypostaphile , *Chute de la luette , luette basse , luette tombée.*
Hysteralgia , *Hystéralgie , mal de mere, fortraiture , colique utérine.*

Hysteria, *Vapeurs, passion hystérique,
mal de mere, la mere.*
Hysteritis, *Inflammation de la matrice.*
Hysterocele, *Hystérocele, hernie de la
matrice.*
Hysterocystocele, *Hystérocystocele.*
Hysteroloxia, *Inclinaison, obliquité de
la matrice.*
Hysteroptosis, *Relâchement, chute, des-
cente, renversement de la matrice ou
du vagin.*

I.

Icterus, *Ictere.*
Ileus, *Passion iliaque, miséréré.*
Incubus, *Incube.*
Infarctus, *Engorgement.*
Inflammatio, *Inflammation.*
Ischias, *Sciatique.*
Ischuria, *Ischurie.*

L.

Lactucimen, *Aphtes des enfans.*
Lagophthalmus, *Lagophthalmie.*
Lassitudo, *Lassitude.*
Leipopsychia, *Défaillance.*
Leipothymia, *Lipotimie.*
Lentigo, *Lentille.*
Leontiasis, *Léontiasis.*

Lepra , *Lepre.*
Lethargus , *Léthargie.*
Leucoma , *Taie.*
Leucophlegmatia , *Leucophlegmatie.*
Leucorrhœa , *Fleurs blanches , ulcere à la matrice.*
Lienteria , *Lienterie.*
Lipoma , *Loupe graisseuse.*
Lipothymia , *Lipotimie.*
Lippitudo , *Chassie.*
Lordosis , *Lordose.*
Loxarthrus , *Perversion de la tête des os & des muscles ; membres bots , bosse scapulaire , ou poitrine aîlée.*
Lumbago , *Mal des reins.*
Lupia , *Loupe.*
Luxatio , *Luxation.*
Lycanthropia , *Lycanthropie.*
Lypiria , *Fievre lypirique , faux hémi-tritée.*

M.

Macies , *Maigreur , consomption.*
Macula , *Tache , changement de couleur naturelle.*
Malacia , *Envie de femme grosse.*
Malis , *Clavelée.*
Mania , *Manie.*
Marasmus , *Marasme.*

Marisca, *Hémorroïde , tumeur hémor-*
   roïdale.
Mastodynia, *Douleur des mamelles.*
Melæna, *Maladie noire.*
Melancholia, *Mélancolie.*
Melasicterus, *Ictere noir.*
Melasma, *Tache noire.*
Menorrhagia, *Ménorrhagie , perte de*
   sang.
Mentagra, *Feu volage.*
Meteorismus, *Météorisme.*
Metritis, *Inflammation de la veffie.*
Metromania, *Métromanie.*
Miliaris, *Fievre miliaire , millet , millot.*
Morbilli, *Rougeole.*
Morphæa, *Morphée.*
Morus, *Mûre.*
Musomania, *Musomanie.*
Mutitas, *Mutité.*

N.

Nævus, *Envie.*
Nausea, *Nausée , envie de vomir.*
Nebula, *Ombrage , nuage.*
Necrosis, *Gangrene seche , ergot , feu*
   S. Antoine , mal des ardens.
Nephralgia, *Nephralgie , Douleur des*
   reins, colique rénale.
Nephritis, *Inflammation des reins.*

Noctambulatio , *Maladie des somnam-*
	bules.
Nostalgia , *Nostalgie , maladie du pays.*
Nyctalopia , *Nyctalopie.*
Nymphomania , *Nymphomanie , fureur*
	utérine.
Nystagmus , *Souris.*

O.

Obstipitas , *Torticolis.*
Obstructio , *Obstruction.*
Odontalgia , *Odontalgie , mal aux dents.*
Œdema , *Œdeme.*
Œdematia , *Œdématie.*
Omphalocele , *Omphalocele.*
Omphalorixis , *Rupture du nombril in-*
	testinale , ou épiploico-intestinale.
Oneirogonos , *Pollution involontaire.*
Ophthalmia , *Ophtalmie , Inflammation*
	des yeux.
Orthopnœa , *Orthopnée , difficulté de res-*
	pirer , oppression , suffocation.
Oscedo , *Bâillement.*
Oscheocele , *Oschéocele , hernie fausse.*
Oscheo-hydrocele , *Oscheo-hydrocele.*
Oscitatio , *Bâillement.*
Osteo-sarcosis , *Osteo-sarcose.*
Osteosteatoma , *Ostéostéatome.*
Ostocopus , *Ostéocope , Douleur des os.*

Otalgia, *Otalgie, Douleur d'oreille.*

Otorrhœa, *Otorrhée, humidité ou écou-*
lement des oreilles.

Ozæna, *Morve.*

P.

Pædarthrocace, *Eparvin, exostose, épine*
venteuse.

Paltitatio, *Palpitation.*

Pandiculatio, *Pandiculation, tiraillement.*

Pannus, *Drapeau.*

Panophobia, *Panophobie, terreur pa-*
nique, frayeur nocturne.

Paracusis, *Fausse ouie.*

Paroglosse, *Avalement de la langue,*
chute de la langue, rétraction de la
langue, grandeur excessive de la lan-
gue, sortie de la langue.

Paralampsis, *Perle.*

Paralysis, *Paralysie.*

Paraphonia, *Vice de la voix.*

Paraphrenitis, *Paraphrénésie, fievre ma-*
ligne cérébrale.

Paraplexia, *Paraplexie.*

Paronychia, *Panaris.*

Parorchidium, *Déplacement des testicules,*
testicules dans le ventre, dans l'aine,
près de l'aine, rétraction des testi-
cules, intrusion des testicules.

Parotis, *Parotide.*
Paroulis vel Parulis, *Aposteme, abcès des gencives.*
Passio, *Passion.*
    bovina, *bovine.*
    cœliaca, *céliaque.*
    hypocondriaca, *hypocondriaque.*
    hysterica, *hystérique.*
    iliaca, *iliaque.*
    melancholica, *mélancolique.*
Pemphigus, *Fievre vésiculaire.*
Peripleumonia, *Péripleumonie.*
Peripneumonia, *Péripneumonie, inflammation des poumons.*
Perirrhœa, *Incontinence d'urine, flux d'urine.*
Periscelis, *Jarretiere.*
Pernio, *Engelure.*
Pervigilium, *Insomnie.*
Pestis, *Peste.*
Petechiæ, *Pétéchie.*
Phimosis, *Phimosis.*
Phlegmasia, *Phlegmasie, inflammation.*
    exanthematica, *exanthémateuse.*
    membranosa, *membraneuse.*
    parenchymatosa, *parenchymateuse.*
Phlegmatia, *Phlegmatie.*
Phlegmone, *Phlegmon.*
Phlogosis, *Phlogose.*

Phlyctænæ , *Phlyctenes.*
Phœnigmus , *Ictere rouge.*
Phrenitis , *Phrénéfie.*
Phricafmus , *Friffon , refroidiffement.*
Phthiriafis , *Maladie pédiculaire.*
Phthifis , *Phthifie , pulmonie.*
Phyma , *Tumeur.*
Physconia , *Physconie.*
Physocephalus , *Physocéphale.*
Physometra , *Tympanite de la matrice.*
Pica , *Appétit dépravé , goût bizarre ,
    appétit bizarre.*
Plaga , *Plaie.*
Pleuritis , *Pleuréfie , inflammation de la
    plevre.*
Pleurodine , *Douleur de poitrine.*
Pleuroperipneumonia , *Pleuropéripneu-
    monie.*
Plica , *Plique ou plie.*
Pneumatia , *Pneumafie.*
Pneumatocele , *Pneumatocele.*
Pneumatomphalus , *Pneumatomphale.*
Pneumatofis , *Bouffiffure.*
Polydipfia , *Soif exceffive.*
Polypus , *Polype.*
Polyfarcia , *Corpulence.*
Porcellana , *Porcelaine.*
Porrum , *Porreau.*
Presbyopia , *Presbyopie , vue longue.*

N v

Priapifmus , *Priapifme.*
Proctalgia , *Douleur du fondement.*
Proptoma , *Chute , relaxation, allonge-*
     ment du fcrotum , de la levre infé-
     rieure, des mamelles , du prépuce , de
     l'oreille.
Pruritus , *Prurit , démangeaifon.*
Pfellifmus , *Bégaiement.*
Pfeudo-afthma , *Afthme faux.*
Pfeudo-pleuritis , *Fauffe pleuréfie.*
Pfydracia , *Eruption.*
Pterygium , *Onglet.*
Ptyalifmus , *Ptyalifme , bave , fáliva-*
     tion , expuition , crachotement.
Pudendagra , *Douleur des parties géni-*
     tales.
Pulmonia , *Pulmonie.*
Punctura , *Piqûre.*
Purpura , *Pourpre.*
Puftula , *Puftule.*
Pyreta dialeira , *Accès de fievre.*
Pyrofis , *Crémafon.*
Pyuria , *Piffement de pus.*

Q.

Quartana , *Fievre quarte , quartaine.*
Quotidiana , *Fievre quotidienne.*

R.

Rabies, *Rage.*
Rachialgia, *Rachialgie, colique de Poi-*
    tou.
Raucedo, *Enrouement.*
Rhagas, *Gerçure.*
Rheuma, *Rhume.*
Rheumatiſmus, *Rhumatiſme.*
Rigor, *Friſſon, refroidiſſement.*
Rubeola, *Rougeole.*
Ruptura, *Rupture.*

S.

Salivatio, *Salivation.*
Sanguifluxus, *Flux de ſang.*
Sarcocele, *Sarcocele.*
Sarcoma, *Sarcome.*
Satyriaſis, *Satyriaſe.*
Satyriaſmus, *Satyriaſme.*
Scabies, *Gale.*
Scarlatina, *Fievre ſcarlatine, fievre rouge.*
Scelotyrbe, *ou* Sceletyrbe, *Danſe de*
    S. Guy.
Sciatica, *Sciatique.*
Scirrhus, *Squirre.*
Scorbutus, *Scorbut.*
Scrophula, *Scrophule, écrouelles.*
Septimanaria, *Synoque.*

Serifluxus, *Flux de vents.*
Serpigo, *Dartre encroûtée.*
Singultus, *Hoquet.*
Sinuositas, *Sinuosité.*
Sinus, *Sinus.*
Siro, *Ciron des paupieres.*
Somnambulismus, *Somnambule.*
Somnolentia, *Somnolence.*
Sparganosis, *Dépôt laiteux dans l'hypo-*
gastre.
Spasmus, *Spasme.*
Spermatocele, *Spermatocele.*
Sphacelus, *Sphacele.*
Spina ventosa, *Epine venteuse.*
Splenalgia, *Splénalgie, Douleur de la*
rate.
Splenitis, *Inflammation de la rate.*
Splénocele, *Splénocele, hernie de la*
rate.
Staphyloma, *Staphylome.*
Steatoma, *Stéatome.*
Sternutatio, *Eternument.*
Stertor, *Sterteur.*
Stomacace, *Affection scorbutique de la*
bouche.
Strabismus, *Strabisme.*
Strangulatio, *Etranglement.*
Stranguria, *Strangurie.*
Strumæ, *Ecrouelles.*

Stupiditas , *Stupidité.*
Stupor , *Stupeur.*
Suffocatio , *Suffocation.*
Suffusio , *Berlue.*
Sugillatio , *Meurtrissure, contusion.*
Surditas , *Surdité.*
Syrigmus , *brouissement d'oreille, ou bruissement.*
Syncope , *Syncope.*
Synocha , *Synoque.*
Syphilis , *Vérole.*
Syrigmus , *Tintouin.*

T.

Tabes , *Etisie.*
Tarantismus , *Tarantisme.*
Tenesmus , *Tenesme.*
Terminthus , *Terminthe.*
Tertiana , *Fievre tierce.*
Tetanus , *Tétanos.*
Tetartophia , *Quarte continue.*
Tinea , *Teigne.*
Tremor , *Tremblement.*
Trichiasis , *Trichiaise.*
Thrichoma , *Plique ou plie.*
Trismus , *Tic.*
Triæophia , *Tierce continue.*
Tumor , *Tumeur.*
Tussis , *Toux.*

Tympanites , *Tympanite.*
Typhomania , *Typhomanie.*
Typhus , *Fievre maligne.*

V.

Varicocele , *Varicocele.*
Varicomphalus , *Varicomphale.*
Variola , *Petite vérole.*
Varix , *Varice.*
Varus , *Bourgeon.*
Verruca , *Verrue.*
Vertigo , *Vertige.*
Vesania , *Folie.*
Vetiligo , *Morphée.*
Ulcus , *Ulcere.*
Vomica , *Vomique.*
Vomitus , *Vomissement.*
Vulnus , *Plaie, blessure.*

X.

Xeropthalmia , *Ophtalmie seche.*

Y.

Yaw , *Epian ou pian.*
Ydros , *Sueur.*

Z.

Zoantropia , *Zoantropie.*
Zoster , *Jarretiere.*

TABLE

DES CLASSES,

ORDRES ET GENRES

DE MALADIES, &c.

TABLE DU PREMIER VOLUME.

TABLE DU TROISIEME VOLUME.

TABLE DU QUATRIEME VOLUME.

Suite du Sommaire de la quatrieme Classe.

TABLE DU CINQUIEME VOLUME.

TABLE DU SIXIEME VOLUME.

Tome X. O

TABLE DU SEPTIEME VOLUME.

O ij

TABLE DU HUITIEME VOLUME.

TABLE DU NEUVIEME VOLUME.

O iv

TABLE DU DIXIEME VOLUME.

O v

TABLE

DES NOMS GÉNÉRIQUES,

SPÉCIFIQUES ET SYNONYMES

DES MALADIES, &c.

Le nombre romain indique le volume.
Le nombre arabique, la page.

Q vj

B

C

D.

Délire,

Tome X. P

aux dents , VI, 236. caufée par la carie , *ibid.* des femmes enceintes, 239. catarrhale ou fluxion fur la dent, 240. fcorbutique, 242. la dentition , 244. arthritique , 247. agacement des dents, *ibid.* hyftérique , 249. ftomachique , *ibid.*

Douleur d'oreille , VI, 228. inflammatoire, 229. vermineufe , 232. catarrhale , *ibid.* caufée par des corps étrangers, 234.

Douleur ou colique d'eftomac , VI , 298. caufée par une indigeftion, 299. venteufe, 301. bilieufe, 302. caufée par un poifon, 303. caufée par un ulcere , 305. de l'Amérique , *ibid.* périodynique, 307. calculeufe, 308. caufée par un refferrement, 309. accompagnée d'une violente tenfion, 311. caufée par des corps étrangers , *ibid.* caufée par l'affaiffement ou la luxation du cartilage xiphoïde, 313. pulfative , 314. hyftérique , *ibid.* chlorotique , 316. hypocondriaque , 317. fiévreufe , *ibid.* caufée par le froid, 318 métaftatique , *ibid.* gaftrocélique , *ibid.*

Douleur du fondement , VI , 469. inflammatoire , *ibid.* chancre au fondement, 470. fiftule à l'anus, 471. écorchure à l'anus, 472. gerçures du fondement, 473. ver du Bréfil, *ibid.* caufée par la chute du fondement , 475. douleur des hémorroïdes , *ibid.* caufée par la diarrhée, 476. ténefme du fondement , 477. des chevaux , 478.

Douleur des os , VI, 77. épine venteufe, *ibid.* caufée par un cancer, 78. caufée par le pédarthrocace, 79. caufée par des tumeurs gommeufes, 80. fcorbutique , 82. fyphilitique , *ibid.* caufée par l'oftéofarcofe, 83.

183. caufée par celle de la membrane du tympan, 184. caufée par la perforation de la membrane, 185. caufée par une fiftule au tympan, 186. caufée par l'hydropifie du tympan, *ibid.* caufée par l'obftruction de la trompe, 188. vénérienne, 189. caufée par le quinquina, *ibid.* fébrile, 190.

Durillon, I, 548.

Dyfcinéfies, V, 245.

Dyfefthéfies, V, 71.

Dyfpnée, IV, 357. pituiteufe ou œdeme du poumon, 358. caufée par des tubercules, 360. calculeufe, 362. caufée par des hydatides, 363. caufée par un lipome, 364. caufée par une vomique, 365. phifconique, 367. caufée par la groffeffe, *ibid.* caufée par la tympanite, *ibid.* caufée par des flatuofités dans les inteftins, le bas-ventre, &c. *ibid.* rachitique, *ibid.* caufée par les extrémités offeufes des côtes, *ibid.* caufée par le cœur, 368. caufée par un amas de flatuofités dans la poitrine, 369. ftomacale, *ibid.* caufée par la rate, *ibid.* galénique, 370. gaftrocélique, 371. fcorbutique, 372. caufée par un anévrifme, 373. occafionnée par un polype, *ibid.* pléthorique, 374. caufée par le rétréciffement de l'aorte, *ibid.*

Dyffenterie, VIII, 166. fpontanée, bénigne, 171. menftruelle, *ibid.* de Paris, *ibid.* des femmes groffes, 173. atrabilaire, 174. épidémique, 175. des armées, *ibid.* du bétail, 177. blanche, 178. caufée par une vomique au méfentere, 179. caufée par une fuperpurgation, *ibid.* vénérienne, 180. équinoxiale, *ibid.* vermineufe, 182. accompa-

H

occaſionné par les affections du cerveau, 319. nerveux, 320. virulent, 321, cachectique, 322. mécanique, 323. participant de l'épilepſie & de la manie, 325.

J

dale , 298. uréthrelmintique , 299. uréthri-
tique , 300. caufée par les carnofités de l'u-
retre , 301. hydrocélodique , 303. cryptopyi-
que , 305. péridefmique , 306. phimofique,
ibid. afpadiale , 307.

K

Kistes, II, 7.
Kirfoccle , II , 34.
Kirfomphale , II , *ibid.*

L

LADRERIE , IX , 403. lepre des Arabes ,
mal S. Lazare , 404. vraie ou légitime , 407.
de *Gilbert* l'Anglois , 408. tyrique , 409. alo-
picique , 410. vénérienne , 412. de l'île de
Java , 413. feinte , 415. des Indes , *ibid.*
   Lait répandu , I , 508.
   Langue chargée , V , 224.
   Langueur ou foibleffe des membres , V.
338.
   Larmoiement , VIII , 330. caufé par une
paffion, 332. caufé par le rhyas , *ibid.* ophthal-
mique , 333. caufé par la petite vérole , *ibid*,
caufé par l'ægylops , fiftule lacrymale , *ibid.*
caufé par un ectropium , 335. caufé par un
anchylops , 336. froid , 339. chaud , 340.
fanguin , *ibid.* fébacé , chaffie , 341. arthritique , *ibid.* laiteux , 342.
   Laffitude , VI , 120. caufée par le travail ,
121. caufée par les paffions , 122. caufée par
un flux , 123. caufée par la chaleur , *ibid.*
caufée par la pléthore , 124. fébrile , *ibid.*
fcorbutique , 125. cacheƈtique , *ibid.*
   Lentilles , I , 464.

N

O

peurs, 415. caufée par les vers, 416. caufée par un lipome, 417. caufée par l'inanition, *ibid.* fiévreufe, *ibid.* pfeudo-péripneumonique, 419. fcorbutique, 422. caufée par un hydrocéphale, 423. variolique, *ibid.* caufée par des champignons venimeux, 424. polypeufe, 425.

Oftéocope, ou douleur des os, VI, 77. épine venteufe, *ibid.* caufée par un cancer, 78. caufée par le pédarthrocacé, 79. caufée par des gommes, 80. fcorbutique, 82. vérolique, *ibid.* caufée par l'oftéocofarcofe, 83.

Otalgie, douleur d'oreilles, VI, 228. inflammatoire, 229. vermineufe, 232. catarrhale, *ibid.* caufée par des corps étrangers, 234.

Oubli, VII, 405. caufé par le trop grand ufage du coït, 407. caufé par le trop grand âge, 408. traumatique, *ibid.* pléthorique, 409. caufé par les paffions, *ibid.* céphalalgique, *ibid.* caufé par l'ivreffe, 410. à la fuite de fievres, *ibid.*

Ouie trouble, fauffe ouie, V, 190.

Ozene, IX, 480.

P

PALES-COULEURS, ou chlorofe, IX, 499, 512.

Palpitation, IV, 48. caufée par l'anévrifme du cœur, 50. hyftérique, 52. chlorotique, *ibid.* caufée par un abcès du péricarde, 53. caufée par un polype, *Senac*, *ibid.* caufée par un polype dans la partie gauche du cœur, 54. mélancolique, 55. caufée par un

S

assoupies, 12. fébrile, 13. hystérique , *ibid.*

Torticolis, III , 577. le visage restant tourné en dehors vers l'humerus, 578 la tête penchant sur le devant, 579. catarrhal, *ibid.* causé par un vice des os, 580. latéral, *ibid.* spasmodique, 581.

Toux, IV, 327. catarrhale , 328. hystérique, 329. seche, 330. légere & passagere, *ibid.* feinte ou simulée, 331. stomacale (humide) 332. stomacale, (seche) 336. gutturale , 337. hépatique ou hypocondriaque, *ibid.* coqueluche, 338. convulsive, 339. causée par la pousse des dents, 342. métallique, *ibid.* des femmes enceintes, *Mauriceau*, *ibid.* des femmes enceintes, *Deslandes*, 344. hémoptoïque , 345, causée par un polype, 346. phthisique, toux de renard, 347. rhumatique, 350. arthritique, 351. exanthématique, *ibid.* vermineuse, *ibid.* calculeuse, 352. sécheresse de la gorge, 353.

Tranchées naturelles des accouchées, VI, 408.

Transport au cerveau, VII, 305. causé par les narcotiques, 307. causé par le poison, 308. causé par l'opium, 312. causé par la ciguë, 317. magique, 319. fébrile, 322. causé par les passions, 324. des femmes en couche, 326. calenture, 327. fiévreux, 328. critique, *ibid.* hystérique, 329. causé par la jusquiame, 333.

Tremblement, IV, 36. occasionné par la foiblesse, 37. causé par la vieillesse, 38. causé par l'ivresse, *ibid.* causé par le café, 39. métallurgique, *ibid.* involontaire, 41. compliqué de vertige, *ibid.* causé par l'hydrocé-

V

Y

Z

Fin de la Table.

D

Q

1°

do no

M

la

de

tc

a

m

el

d

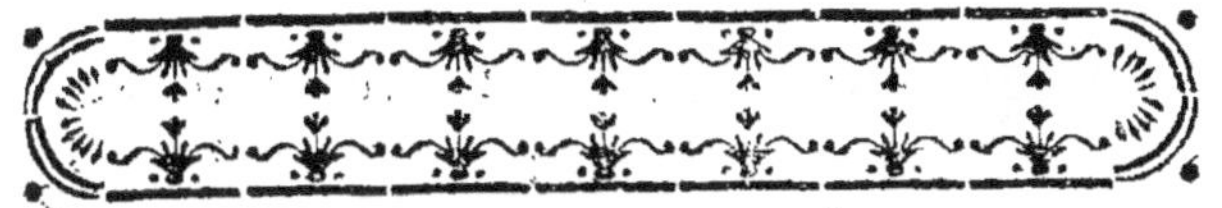

RELEVÉ

DE QUELQUES-UNES DES FAUTES

Qui se trouvent dans la traduction de la Nosologie de M. DE SAUVAGES, donnée à Paris chez Hérissant le fils, 1771, in-8°. 3 vol.

1°. **O**N lit dans la Nosologie de M. *de Sauvages*, tome I, pag. 10, §. 27 : *Historia docet in pluritide adesse febrim, dyspnœam, tussim & dolorem pectoris.*

Voici la traduction de ce texte par M. N.... : *L'histoire nous apprend que la fievre, l'asthme, la toux, la douleur de poitrine, accompagnent la pleurésie,* tome I, page 13, §. 27. Peut-on avancer que l'asthme, qui est une maladie périodique exempte de fievre, est un symptome de la pleurésie ? La dyspnée (*dyspnœa*) que M. N.... confond ici avec l'asthme, n'est autre

R iv

chose qu'une difficulté continue de refpirer, en quoi elle differe de l'afthme, comme le dit M. *de Sauvages*, tome I, page 662 : *Afthma differt à dyfpnœâ, quòd ifta continua fit.*

2°. Texte : *Difpendia virium, quæ ex affriĉtu fiunt, crefcunt in ratione duplicatâ velocitatis fluidorum quæ ab illis viribus moventur*, tome I, page 77, §. 340.

Traduĉtion : *Les forces confumées par le frottement, croiffent en raifon doublée de la vélocité des fluides que ces forces mettent en mouvement*, tome I, page 101, §. 340. Si M. N.... avoit quelque connoiffance de l'hydraulique, il auroit faifi le fens de l'Auteur qui ne dit point que les forces confumées par le frottement croiffent, &c. mais que la perte, que les forces fouffrent par le frottement, augmente en raifon doublée de la vîteffe des fluides que ces forces mettent en mouvement.

3°. Texte : *Symptomata ita connectuntur cum caufis, ut his pofitis, caufæ ponantur vel fequantur*, tome I, p. 45, §. 184.

Traduction : *La connexion des symptomes & de leur connexion avec les causes,
est telle que ceux-ci existant, les causes
existent aussi ou suivent ?* tome I, page
58, §. 184. Que signifie cette expression, *la connexion des symptomes & de
leur connexion avec les causes ?* Que signifie *ceux-ci existant ?* Le sens de l'Auteur est que les symptomes sont telle-
ment liés avec leurs causes, qu'ils ne
peuvent exister, que celles-ci n'existent
ou ne suivent.

4°. Texte : *Figura mutata protuberan-
tias non rarò producit, ut in gibbis quorum sternum, costæ, vertebræ extrorsum
flectuntur; rachiticis, quorum ossa vel in-
torta, vel spinâ ventosâ affecta & intus
cariosa in extremis intumescunt,* tome I,
page 102, §. 15.

Traduction : *Le changement de figure
occasionne souvent des protubérances, comme dans les bossus, dont le sternum, les
côtes, les vertebres sont courbées en dehors;
dans les rachitiques, dont les os sont courbés, l'épine venteuse est affectée & attaquée
de carie, avec des gonflemens qui surviennent aux extrémités,* tome I, page 130,
§. 15. Comprend-on quelque chose

R v

dans cette traduction.... *dont les os font courbés, l'épine venteuse est affectée & attaquée de carie avec des gonflemens qui*, &c. Le sens de l'Auteur est que le changement de figure cause souvent des protubérances, témoins les bossus, dont le sternum, les côtes, les vertebres font tournées en dehors; les rachitiques, dont les os étant tortueux ou affectés d'un *spina ventosa* & cariés en dedans, s'enflent dans leurs extrémités.

5°. Texte : *Dum bronchiis inhæret quid noxium, aut larynx molestatur, experientia docuit illud incommodum forti & sonorâ expiratione tussi dictâ sæpiùs amoveri*, tome I, page 602, §. 48.

Traduction : *Quand il s'attache quelque corps nuisible aux bronches, ou que le larynx est irrité, l'expérience a appris qu'on remédie ordinairement à cette incommodité par une expiration forte & sourde qu'on nomme toux*, tome II, pag. 11, §. 48. Peut-on dire que la *toux* est une expiration *sourde ?* Elle n'est telle que pour les sourds, ou pour ceux qui n'entendent pas M. *de Sauvages*.

6°. Texte : *A viru scabioso inoppor-*

tunè repulfo aut fine præviâ fanguinis de-
puratione , fuperveniunt plurimi morbi ,
qui , principio folo excepto , habent cum
fcabie affinitatem , tome II, page 644.

Traduction : *Par une gale répercutée à
contre temps, ou fans une épuration préalable du fang, font caufées plufieurs maladies
qui ont , excepté dans leur principe fenle-
ment , de l'affinité avec la gale ,* tome III,
page 525. Il eft évident que M. N....,
a pris le contre-fens de l'Auteur ; il eft
évident que les maladies dont parle
M. *de Sauvages,* telles que la péripneumonie , l'hémiplégie , l'afthme , l'apoplexie , &c. produites par la rentrée
de la gale , n'ont avec la gale d'autre
rapport que de d.pendre d'un même
principe.

M. N.... dira qu'on ne lit point
dans le texte *nullam affinitatem ;* j'avoue
que le mot *nullam* a été omis par l'imprimeur ; mais un traducteur qui faifit
bien le fens de l'auteur, & qui connoît
la matiere qu'il traite, s'apperçoit des
omiffions de l'imprimeur, & même
des petites négligences de l'auteur ; ce
que M. N.... ne fait jamais.

7°. Texte : *Ad revocandam podagram*

*pedes in aquâ fervidiffimâ retinentur, fi-
napifmi ipfis applicantur*, tome II, pag.
651.

Traduction : *Pour rappeller la goutte,
on tient les pieds dans de l'eau très-chaude,
on y applique des cauteres*, tome III,
page 534. Le texte ne dit pas que
pour rappeller la goutte il faille appliquer aux pieds des *cauteres*, mais des
finapifmes : Quelle erreur !

8°. Texte : *Quot ftrabones alterutrius
oculi ufum amifere, quòd meliori tantùm
oculo objecta cernere vel lumen alterutro
oculo infpicere confueverunt ?* tome II,
page 699.

Traduction : *Combien de perfonnes louches ont perdu l'ufage des deux yeux, pour
s'être accoutumées à ne regarder les objets
ou la lumiere que du meilleur œil feulement ?* tome III, page 594. Le texte ne
dit point que des perfonnes louches
ont perdu l'ufage des deux yeux, mais
de l'un des yeux, par la mauvaife habitude qu'elles avoient contractée de
ne confidérer les objets que du meilleur œil, ou de ne regarder la lumiere
que d'un feul œil feulement : voilà le
vrai fens de l'Auteur, que M. N....
n'a point faifi.

9°. Texte : *Horum principiorum (à quibus morbi dependent) alia sunt physica quoad agendi modum, ut venena, virus, &c.... alia ex legibus mechanicis & hydraulicis agere videntur, ut tumores, calculi, vermes, &c.... demum sunt principia moralia hypermechanica quorum actio ex psychologiâ aliquatenus intelligitur, ut naturæ conatus, spasmi, dolores, &c.*

Eatenus verò ea censentur principia morborum, quatenus ex illis intelligimus hos vel illos morbos esse possibiles, nulla alia est connexio inter principia & morbos, tome II, page 629.

Traduction : *De ces causes les unes sont physiques quant à leur maniere d'agir, comme les poisons, les virus, &c....d'autres paroissent agir suivant les lois mécaniques & hydrauliques, comme les tumeurs, les calculs, les vers, &c.... enfin il est des causes morales hypermécaniques, comme les efforts de la nature, les spasmes, les douleurs, &c.... dont on connoît un peu l'action par la Psycologie.*

On regarde ces principes comme causes de maladies, autant qu'on conçoit que telles ou telles maladies sont possibles; il n'est point d'autre liaison entre les causes

& les maladies, tome III, page 504. Cette traduction, dans laquelle M. N.... confond les causes des maladies avec leurs principes, prouve qu'il n'a pas compris M. *de Sauvages*, qui établit cette distinction entre les causes & les principes : *Causa dicitur illud ex quo intelligitur alterius actualis existentia, unde discrepat à principio ex quo non actualitas, sed tantùm possibilitas intelligitur*, tome I, page 41, §. 157. M. *de Sauvages* dit ailleurs : *Ut unum alterius causa dicatur, non sufficit ut uno posito sequatur alterum, & eo ablato tollatur, sed requiritur ut etiam ex uno intelligi possit alterius actualis existentia, atque ut illius causæ intensitati proportione respondeat effectûs quantitas*, tome I, page 44, §. 178. *Vix ullus est*, dit-il encore, *uberior in Medicinâ fons errorum quàm illa causæ & principii confusio, quam certè cautiùs vitare debuissent Medici*, tome I, page 117, §. 119. Or il est évident que les calculs, les virus, les poisons, les vers, &c. que M. N.... regarde comme causes de maladies, ne sont dans le sens de M. *de Sauvages*, que des principes de maladies, puisque leur présence ne fait pas concevoir l'existence actuelle,

mais seulement la possibilité des maladies qu'ils font naître.

M. N.... dira peut être que la plupart des Auteurs se servent indifféremment des termes de cause & de principe pour désigner ce qui produit ou ce qui concourt à produire une maladie. J'en conviendrai ; mais le Traducteur de M. *de Sauvages* qui, dans cent endroits de son ouvrage, fait sentir la nécessité de distinguer les causes des maladies d'avec leurs principes, ne doit pas confondre ces deux termes, dont la confusion, suivant la remarque de M. *de Sauvages*, a fait naître dans la Médecine une infinité d'erreurs.

10°. Texte : *Quorumdam morborum principia proxima sub sensus cadunt, & minus ignotus est eorum agendi modus, tales sunt morbi humorales, ut sanguinei, pituitosi, serosi, quorum principia ferè ex legibus hydraulicis agere videntur,* tome II, page 634.

Traduction : *Quoique la cause prochaine de certaines maladies tombe sous le sens, leur maniere d'agir est cependant peu connue : telles sont les maladies humorales, comme les sanguines, les pituiteuses,* les séreuses, *dont les principes paroissent être subordonnés aux lois de l'hydraulique*, tome III, page 511. Il est évident que M. N.... n'a pas saisi le sens de l'Auteur; on peut en juger par ce qui précede le texte : après avoir dit un peu plus haut, *sunt morbi quorum principia proxima obscurissimè cognoscuntur à Medicis, ut deleterii scilicet, venenati, virulenti, &c....* M. *de Sauvages*, ajoute, *quorumdam morborum principia proxima sub sensus cadunt, & minus ignotus est eorum agendi modus....* Il est évident que le sens de ce texte est qu'il y a des maladies dont les principes prochains tombant sous les sens, agissent d'une maniere qui nous est mieux connue.... On observera d'ailleurs que M. N.... confond encore ici la cause avec le principe, *quoique la cause prochaine de certaines maladies tombe sous les sens*, dit-il, ne se souvenant pas sans doute que la cause prise dans le sens que l'entend M. *de Sauvages*, ne peut tomber sous les sens : *Nihil, quatenus est causa, sensibus cognosci potest .... etenim unum ex altero intelligere est non simplicis perceptionis, adeoque sensûs operatio, sed intellectûs ; nam illatione seu ratiocinio opus eft ut unum ex alio concludamus ; verùm caufa eft illud ex quo alterius actualitas intelligitur feu infertur ; ergo nihil quatenus eft caufa fenfibus percipitur ;* Sauvages, tome I, page 44, §. 180.

11º. Texte : *Nec minus morales funt morbi, etiamfi in origine voluntas non peccaverit*, tome II, page 699.

Traduction : *Mais les maladies ne font pas moins morales, encore que le principe de la volonté ne foit point en défaut*, tome III, page 593. Que fignifie cette expreffion, *encore que le principe de la volonté ne foit point en défaut ?* Le fens de l'Auteur eft qu'il y a des maladies qu'on doit regarder comme purement morales, quoiqu'elles ne tirent point leur origine d'une volonté dépravée.

12º. Texte : *Sit vis premens arteriarum parietes in flatu fano æqualis altitudini datæ, v. g. 16 pollices, crefcente vi cor contrahente, minori ratione crefcet tranfitus fanguinis, feu quantitas fanguinis ex arteriis in venas tranfmiffi, & eo minori, quo preffio in parietes aortæ major erit confuetâ, unde inutile virium difpendium, & fucceffiva machinæ ruina superveniet*, tome I, page 704, §. 36.

Traduction : *Soit la force qui comprime les parois des arteres dans l'état de santé, égale à une hauteur donnée, par exemple, de seize pouces ; à mesure que la force de contraction du cœur augmentera, le passage du sang, ou la quantité de sang poussé dans les arteres, diminuera ; & cette diminution sera d'autant plus grande, que la pression contre les parois de l'aorte sera plus forte qu'à l'ordinaire. Il en résultera donc un emploi inutile de forces, & la machine se détruira peu à peu,* tome II, page 146, §. 36. Si M. N.... avoit quelque connoissance des lois de l'hydrodynamique, il auroit compris le texte, qui ne dit point qu'à mesure que la force de contraction du cœur augmentera, le passage du sang ou la quantité de sang poussé dans les arteres diminuera, &c. cela seroit évidemment faux ; mais que si la force qui contracte le cœur augmente, la quantité de sang qui passera des arteres dans les veines, sera d'autant moindre en proportion, que la pression sur les parois de l'aorte sera plus grande. Voilà le vrai sens du texte que M. N.... n'a point saisi.

13°. Texte : *A plethorâ pendere infarctum vasorum capillarium, tunicas me-*

dullæ spinalis aut nervorum perreptantium, judicamus ex iis quæ copiam ingestorum majorem, & egestorum parciorem indicant, ut ex pulsu pleno, forti, calore, rubore, levamine à phlebotomiâ, incremento morbi à crapulâ, à suppressis catameniis, phlebotomiis assuetis, perspiratione retentâ, tome I, page 709, §. 65.

Traduction : *On juge que la pléthore est la cause de l'engorgement des vaisseaux capillaires, qui rampent dans les tuniques de la moelle épiniere ou des nerfs, par les signes qui indiquent que l'on a trop pris de nourriture, & par la petite quantité des évacuations ; tels sont, par exemple, un pouls plein & fort, la chaleur & la rougeur, le soulagement que donnent les saignées, & l'augmentation de la maladie après des excès de table ; la suppression des regles, la cessation des saignées, lorsqu'on y étoit accoutumé ; enfin les inspirations que l'on retient volontairement,* tome II, page 154, §. 65. Que signifie cette expression, *enfin les inspirations que l'on retient volontairement ?* On lit dans le texte, *incremento morbi à crapulâ, à suppressis catameniis, phlebotomiis assuetis, perspiratione retentâ.* Il est évident que *perspiratio retenta*, ne signifie autre chose que la rétention ou la suppression de la transpiration, & qu'il ne s'agit nullement dans le texte d'*inspirations retenues volontairement*.

14ᵉ. Texte : *Non omnis itaque imaginatio est passiva ; datur etiam activa quæ à libertate dependet, uti & anamnesis, seu reminiscentia, vel memoria ; pendet scilicet à nobis, cùm bene valemus, pro lubitu Romam, Londinum, Cæsarem, Alexandrum imaginari, &c.* tome I, p. 718.

* Traduction : *Toute imagination n'est donc pas passive. Il en est une qui est entiere ; elle dépend de la liberté : tel est le souvenir ou la mémoire. Il dépend en effet de nous, quand nous jouissons d'une bonne santé, d'aller à Rome, à Londres, de nous former une idée de César, d'Alexandre, &c.* tome II, page 166. Il est évident que M. N.... n'a nullement entendu le texte : 1ᵉ. *imaginatio activa* ne signifie pas *imagination entiere*, mais imagination active, c'est-à-dire, imagination que la volonté est libre d'exciter. 2°. En donnant pour exemple d'une pareille imagination, *le souvenir ou la mémoire*, M. N.... prouve non seulement qu'il n'a

pas compris le texte, mais auffi qu'il n'a aucune idée de l'imagination, laquelle differe effentiellement du fouvenir ou de la mémoire. 3°. Le texte ne dit point qu'il *dépend de nous.... d'aller à Rome, à Londres*, mais de nous repréfenter Rome, Londres, Céfar, &c.

15°. Texte : *Mors cordis eft æquilibrium ejus organi cum refiftentiis ab eo fuperandis, inde & motuum vitalium langor, debilitas, quod vires ejus motrices non fatis fuperent cordis, vaforum fanguinifque promovendi refiftentias,* tome I, page 800.

Traduction : *Cet organe (le cœur) ceffe de vivre ou d'exécuter fes mouvemens, lorfqu'il eft en équilibre avec les réfiftances qu'il devoit vaincre. De cet équilibre réfultent la langueur & la foibleffe des mouvemens vitaux, parce que fes forces motrices ne font point affez fortes pour prendre le deffus des réfiftances des vaiffeaux & du fang,* tome II, page 289. Quelle abfurdité d'attribuer *la langueur & la foibleffe des mouvemens vitaux* à la mort du cœur, c'eft-à-dire, à l'équilibre qui fe trouve entre cet organe & *les réfiftances qu'il devoit vaincre* ! Il eft évident que lorfque cet équilibre a lieu, le cœur ceffe d'agir, & qu'il ne subsiste par conséquent dans la machine, aucun mouvement vital. Quel est donc le sens du texte ? le voici : le cœur cesse d'agir, lorsqu'il se trouve en équilibre avec les résistances qui s'opposent à son action, & les mouvemens vitaux ne languissent & ne s'affoiblissent, que parce que la force motrice du cœur n'est pas suffisante pour triompher pleinement de la résistance de ses parois, de celle du sang & des vaisseaux.

16°. Texte : *Dolores capitis non raro sunt à conatu naturæ ad excitandam narium hæmorrhagiam*, tome II, page 7, §. 27.

Traduction : *Les maux de tête sont assez souvent une suite des efforts que fait la nature pour éviter une hémorragie*, tome II, page 371, §. 27. M. N.... n'a pas mieux compris ce texte que le précédent. Ce n'est point *pour éviter une hémorragie*, mais pour la faire naître, que la nature fait souvent des efforts d'où résultent des maux de tête.

17°. Texte : *Notum est arthritidis podagræ feminium esse materiam calcaream,*

*eamdem quæ offium compofitionem ingre-
ditur*, tome II, page 19.

Traduction : *On fait que le levain de
la goutte aux pieds eft une maladie calcaire, la même que celle qui forme les os*,
tome II, page 387. Qu'entend M. N....
*par une maladie calcaire, la même que celle
qui forme les os ?* Le fens du texte eft
que le levain de la goutte eft une terre
calcaire, femblable à celle qui entre dans
la compofition des os.

18°. Texte : *Inter paroxifmos (podagræ) ægri funt floridi, corpulenti, ala-
cres, ad venerem & voluptates omnes pro-
ni*, tome II, page 20.

Traduction : *Parmi les paroxifmes (de
la goutte), les malades font gros & gras,
joyeux & enclins à la volupté*, tome II,
page 388. Si M. N.... avoit éprouvé
quelque douleur aiguë de goutte, il
auroit compris que ce n'eft point *parmi
les paroxifmes*, mais dans l'intervalle des
paroxifmes, *inter paroxifmos*, que les
malades font vermeils, bien portans,
de bonne humeur, & enclins à l'amour
& à toutes fortes de plaifir.

19°. Texte : *An spiritu vini vel addito vel desuper accenso sublimatus corrosivus aliaque fossilia venena mitigentur magis quàm aquâ purâ, dubium faciunt experimenta Bonæ Itali, qui sublimatum corrosivum aquâ purâ dissolutum præbet ad sextam grani partem pro cochleari aquæ adversus morbos venereos more* ill. Van Swieten, tome II, page 639.

Traduction : *L'esprit de vin mêlé avec le sublimé corrosif, ou qu'on y brûle dessus, l'adoucit-il, & les autres poisons minéraux, plus que ne l'adoucit l'eau pure ? ce fait est rendu douteux par les expériences de Bona Italien, qui donne le sublimé corrosif dissous dans de l'eau pure à la dose de six grains pour une cuillerée d'eau, dans les maladies vénériennes, à la façon de M. Van Swieten, tome III, page 519.* Il est faux que *Bona* donne dans les maladies vénériennes le sublimé corrosif à la dose de *six grains*, pour une cuillerée d'eau : ce seroit le moyen de faire périr tous les malades auxquels il administreroit ce violent poison à une pareille dose. On lit dans le texte, *ad sextam grani partem pro cochleari aquæ ;* cela signifie à la dose de la sixieme partie d'un grain

pour

pour une cuillerée d'eau. C'est à cette dose que *Bona* & *Van Swieten* font prendre le sublimé dans les maladies vénériennes. Combien une méprise aussi grossiere & aussi funeste ne doit-elle pas faire craindre de trouver à chaque pas dans la traduction de M. N.... d'autres méprises aussi dangereuses & moins aisées à appercevoir ?

19°. Texte : *Alii verò morbi acrimoniosi sunt cum sanguine seroso seu dissoluto, & illi morbi possunt vocari lixiviosi, quia fluidum multo sale saturatum pro principio agnoscunt*, tome II, page 680.

Traduction : *D'autres maladies acrimonieuses se rencontrent avec un sang séreux ou dissous, & l'on peut les nommer lixivieuses, parce qu'elles reconnoissent pour principe un fluide saturé de beaucoup de saburre*, tome III, page 570. Qu'entend M. N.... par *un fluide saturé de beaucoup de saburre* ? Le sens du texte est qu'il y a des maladies acrimonieuses.... qu'on peut nommer lixivielles, parce qu'elles reconnoissent pour principe un sang chargé de beaucoup de parties salines.

20°. Texte : *Quæcumque insecta in*

Tome X.   S

corpore genita morbos inducunt, hi morbi vulgò à Medicis verminosi vocantur, tome II, page 688.

Traduction : *Tous les vers qui s'engendrent dans le corps produisent des maladies ; ces maladies sont communément appellées vermineuses par les Médecins,* tome III, page 579. Il est faux que tous les vers qui s'engendrent dans le corps produisent des maladies. On voit tous les jours des personnes très-bien portantes, quoiqu'elles ayent une certaine quantité de vers dans les premieres voies. Le sens de l'Auteur est qu'on donne communément le nom de *vermineuses* aux maladies qui sont occasionnées par des insectes quelconques, nés dans le corps de l'homme.

21°. Texte : *Calculi dentium ferramentis aptis auferuntur ; illi dysodiam excitant, gingivarum accretionem impediunt,* tome II, page 691.

Traduction : *La matiere calculeuse des dents s'enleve avec des instrumens convenables : L'effet de cette matiere est de causer la punaisie, & d'empêcher la crue des gensives,* tome III, page 583. Peut-on dire que l'effet de la matiere calculeuse des dents est de causer la punaisie ? M. N.... ne sait donc pas que la punaisie est une odeur fétide du nez, provenant d'un ulcere de la membrane pituitaire, ou causée par des narines trop étroites, comme dans les camards, ce qui fait que l'air & la morve s'y arrêtent, & acquierent une puanteur qui se répand dans l'air. Le sens du texte est que le tartre qui s'amasse autour des dents.... cause la puanteur de bouche, & empêche l'accroissement des gencives.

22e. Texte : *Calculi sublinguales, gutturales, dysphagiam, anginam, ptyalismum excitant : hi sectione chirurgicâ foras educuntur*, tome II, page 691.

Traduction : *Les calculs des glandes sublinguales & gutturales causent l'ozene, l'angine & la salivation : on les enleve par la section*, tome III, page 583. Cette traduction n'est pas plus heureuse que la précédente ; elle confond la difficulté d'avaler (*dysphagia*), avec l'ozene qui est une puanteur du nez, causée par un ulcere de la membrane pituitaire. *Ozæna*, dit M. de Sauvages, *est fœtor narium cum putridi ichoris effluxu ob ulcus membranam pituitariam exedens*, tome II, page 418.

Je ne finirois pas si je voulois rapporter tous les contre-sens dont la traduction de M. N.... fourmille : contre-sens qui prouvent évidemment qu'il n'a pas compris M. *de Sauvages*, faute de connoissances nécessaires pour l'intelligence de cet Auteur.

Je ferai encore observer que sa traduction n'est, à proprement parler, qu'un latin francisé, souvent inintelligible ; chaque page en fournit des preuves : j'en cite quelques exemples.

1°. Texte : *Ut unum alterius causa dicatur, non sufficit ut uno posito sequatur alterum, & eo ablato tollatur ; sed requiritur ut etiam ex uno intelligi possit alterius actualis existentia*, tome I, page 44, §. 178.

Traduction : *Pour que l'un qui puisse être appellé la cause d'un autre, il ne suffit pas que l'un étant posé, l'autre s'ensuive, & que l'un étant ôté, l'autre cesse d'être ; il faut encore que de l'un on puisse comprendre l'existence de l'autre*, tome I, page 56, §. 178. Cette traduction n'est-elle pas moins intelligible que le texte, pour ceux qui ne peuvent lire l'original ? Peut-on s'exprimer ainsi en françois ?

2°. Texte : *Si somnium phantasmata terrifica, delectantia aliave animæ repræsentet, dormienti respiratio est ut vigilanti similibus pathematis affecto, inscio tamen & circumstantiarum omnino ignaro*, tome I, page 601, §. 43.

Traduction : *Si un songe présente à l'ame des images effrayantes qui fassent plaisir, ou l'affecte de toute autre maniere, la respiration est pour celui qui dort comme pour celui qui veille, lorsqu'il a les mêmes affections, sans le savoir cependant, & ignorant entiérement les circonstances*, tome II, page 10, §. 43. Que signifie cette expression, *des images effrayantes qui fassent plaisir, ou l'affecte de toute autre maniere ?* Que signifie cette autre expression, *la respiration est pour celui qui dort comme pour celui qui veille, lorsqu'il a les mêmes affections ?* &c.

3°. Texte : *Illud propter quod agens quidpiam exsequitur, finis dicitur*, tome I, page 41, §. 156.

Traduction : *La fin est le pourquoi un agent fait quelque chose*, tome I, page 52, §. 156.

S iij

On voit par ces exemples, auxquels nous pourrions en ajouter une infinité d'autres, que la traduction de M. N.... écrite d'un style barbare, & pleine de fautes contre le sens, est plus propre à induire en erreur, qu'à éclairer ceux qui, peu familiarisés avec le latin, voudroient lire M. *de Sauvages* dans une copie dont l'original est défiguré d'une maniere aussi étrange.

Le Lecteur observera que le texte des exemples que nous avons cités, est tiré de la seconde édition de la *Nosologie Méthodique* de M. *de Sauvages*, en 2 vol. in-4°. 1768, *chez les Freres Detournes.*

GENERA

MORBORUM,

IN AUDITORUM USUM

EDITA

A CAR. VON LINNÉ,

Equite Aur. Archiat. & Profess.
R. Upsal. Acad. Parif. Membr.

GENRES
DES MALADIES,
DRESSÉS

Par M. le Chev. von Linné,

Premier Médecin, Professeur de l'Académie Royale d'Upsal, Membre de l'Académie des Sciences de Paris, &c. &c. &c.

A l'usage de ses Auditeurs.

S v

PROŒMIUM.

*U*T restitutio sanitatis amissæ, quæ Morborum cura peragitur, Scientiæ Medicæ finis est præcipuus, ità illis, qui arti huic salutari manus admovent, hoc imprimis est agendum, ut Morbos rectè dignoscant. Tripliciter autem dignoscuntur Morbi, ex Caussa scilicet, Effectu atque Signis. Primum est Tyronis ex signis morbos dignoscere, ut hos aliis determinet, & ex dignotis morbis authores evolvat atque consulat. Mor-

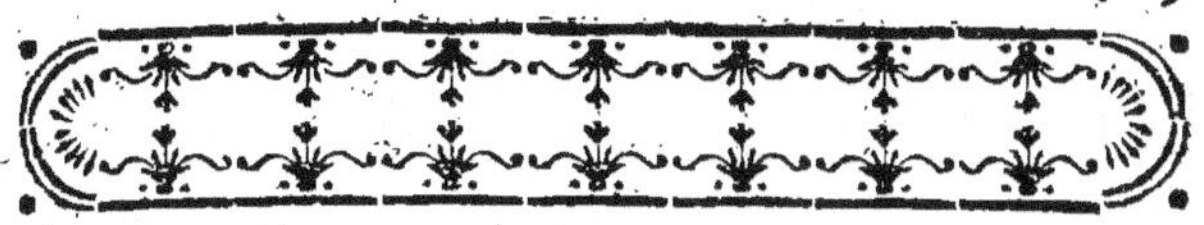

DISCOURS
PRÉLIMINAIRE.

L E but & la fin principale de la Médecine étant le rétablissement de la santé qu'opere le traitement convenable des maladies, il est de la plus grande importance pour ceux qui veulent se livrer à l'exercice de cet Art salutaire, de s'appliquer à bien connoître les maux qui affligent le corps humain. On les connoît par leurs causes, par leurs effets & par leurs symptomes. Les Candidats doivent d'abord s'attacher à la connoissance des symptomes; c'est par leur moyen qu'ils pourront distinguer les différentes maladies les unes d'avec les autres, & consulter les Auteurs sur

S vj

borum nomina fixâ evadere
non poſſunt, niſi characteribus
ab externis ſignis petitis rité
determinentur, atque à ſe invi-
cem diſtinguantur, cùm quæ
intra corpus fiunt non ubique
pateant, neque ſine ſufficien-
tibus characteribus atque conſ-
titutis generibus, in tanta ca-
lamitatum copia, quâ obrui-
tur corpus humanum, facilè
diſtinctè tradi poſſint morbi,
dignoſci atque denominari.
Syſtematicâ diviſione & defi-
nitione, Botanici plantas
ſuas diſtinctè ſervant ne con-
fundantur, quorum imitando
exemplum Medici æquè dilu-
cidè cognitionem morborum

la cure qui leur convient. Les
noms des maladies ne ſauroient
être fixes & invariables, ſi leur
ſignification n'eſt déterminée par
des caractères tirés, non de ce
qui ſe paſſe dans l'intérieur du
corps, & qui échappe aux ſens,
mais de l'aſſemblage des ſymptomes que les ſens apperçoivent. Ce
n'eſt qu'à l'aide de pareils caracteres qu'on peut débrouiller le
chaos des maux dont le corps humain eſt aſſailli, en donner des
notions certaines, & leur aſſigner
des dénominations exemptes de
variation. La diviſion ſyſtéma-
tique & les définitions exactes
dont les Botaniſtes ſe ſervent dans
l'hiſtoire des plantes, ont répandu, ſur cette partie de l'hiſtoire
naturelle, un jour ſi lumineux,
qu'il eſt de la plus grande facilité
de connoître les plantes & de les
dinſtinguer les unes des autres.
C'eſt en ſuivant une pareille mé-

traderent, ſi morbos in claſſes,
genera & ſpecies redigerent ,
parique modo definirent. Hanc
igitur methodum ſyſtematicam
morborum plerique cordati
Medici, præcipuè autem recen-
tioris ævi ſummi Authores ,
ut Sydenhamius , Boerhaa-
vius , Hoffmannus , aliique
in arte Heroës , commenda-
runt & elaborare anniſi ſunt;
at non omnes æquali cum ſuc-
ceſſu; quicumque enim cauſ-
ſam ſignis immiſcuerunt in
morborum diagnoſi, rem per-
diderunt ſuam. Attamen va-
rii varias pulchrè condiderunt
claſſes, pauciſſimi plurimas,
adeoque deficiebat ſyſtema

thode, c'est-à-dire, en divisant les maladies en classes, en genres & en especes, & en assignant à chacune une définition exacte, qu'on pourroit parvenir à élever la Médecine au même degré de clarté dont jouit la Botanique. Un grand nombre de très-habiles Médecins, principalement parmi les modernes, tels que *Sydenham*, *Boerhaave*, *Hoffman*, &c. convaincus de l'utilité d'un pareil système, se sont efforcés d'y travailler; mais tous n'ont point eu le même succès; quelques-uns confondant, dans le diagnostic des maladies, les causes avec les symptomes, se sont entiérement écartés du but. Nous avons à la vérité quelques classes très-bien travaillées par différens Médecins; mais il manquoit à la Médecine un système complet des maladies, lorsque l'illustre *Boissier de Sauvages*, Professeur de Montpellier,

morborum ufque dum illuf-
tris Sauvagefius, *Profeffor
Monfpelienfis, Galliæ* & or-
bis decus, abfolutum ederet
*fyftema morborum, quod, me
judice, ordine naturali,* characteribus & perfectione ita
aliorum omnium methodos fu-
peravit, ut nullum cum hoc
comparari poffit. *Hoc ultra
vigenti annos in Academia
Upfalienfi docui, & quotan-
nis fecundùm recentiores ob-
fervationes emendavi, ufque
dum tale exftiterit, quale præ-
fens heic fifto; non multum
hoc alienum ab eo, quod ante
aliquot annos, meo fub mo-
deramine edidit D.D. Schrœ-

l'ornement de la France & du monde favant, en fit paroître un, qui, confidéré foit du côté de l'ordre naturel qui y regne, foit du côté de la perfection des caracteres, eft, à mon avis, fi fort au-deffus de toutes les autres méthodes, qu'aucune ne mérite de lui être comparée. Il y a plus de vingt ans que j'enfeigne ce fyftême dans l'Académie d'Upfal. Les corrections que j'y ai faites chaque année d'après les obfervations des modernes, l'ont rendu tel que je l'offre aujourd'hui au public, peu différent de celui que le D. *Schrœder* fit imprimer il y a quelques années fous ma direction. J'y ai ajouté les noms Suédois (*) pour fatisfaire au défir de plufieurs perfonnes qui m'en avoient prié. Afin de ne faire

(*) Les noms Suédois paroiffant inutiles dans une traduction deftinée pour la France, le Traducteur a jugé à propos de les retrancher.

der ; fed huic adjeci nomina Suecica, ut plurium votis fatisfacerem. In characteribus notiones ac notas fufficientes paucifimis verbis exprimere fum conatus, ne fuperflua immifcerentur necefariis.

entrer rien d'inutile dans les définitions que je donne des maladies, je me fuis appliqué à énon-
cer en très-peu de mots les notes
fuffifantes pour en établir les caracteres.

MORBI.

MORBI	Febriles (è sanguine in medullam)		EXANTHEMATICI	I.
			CRITICI.	II.
			PHLOGISTICI.	III.
	Temperati	Nervini	Sensationis DOLOROSI.	IV.
			Judicii MENTALES.	V.
			Motus { QUIETALES.	VI.
			MOTORII.	VII.
		Fluidi Secretionis	SUPPRESSORII.	VIII.
			EVACUATORII.	IX.
		Solidi	Interni DEFORMES.	X.
			Externi VITIA.	XI.

EXANTHEMATICI, Febris cum efflorefcentia cutis maculata.

CRITICI, Febris cum urinæ hypoftafi lateritia.

PHLOGISTICI, Febris cum pulfu duro, dolore topico.

DOLOROSI, Doloris fenfatio.

MENTALES, Judicii alienatio.

QUIETALES, Motûs abolitio.

MOTORII, Motus involuntarius.

SUPPRESSORII, Meatuum impeditio.

EVACUATORII, Fluidorum evacuatio.

DEFORMES, Solidorum facies mutata.

VITIA, Externa palpabilia.

Symptomata fe habent ad morbum, ut folia & fulcra ad Plantam.

Febris dignofcitur pulfu citato.

MALADIES.

MALADIES	Fébriles (qui réagissent du sang sur la substance médullaire)			ERUPTIVES.	I.
				CRITIQUES.	II.
				INFLAMMATOIRES.	III.
	Tempérées ou qui existent sans fievre	Des nerfs destinés	Au sentiment.	DOULOUREUSES.	IV.
			Au jugement	MENTALES.	V.
			Au mouvement	QUIÉTALES.	VI.
				CONVULSIVES.	VII.
		Des fluides		SUPPRESSIVES.	VIII.
				EVACUATOIRES.	IX.
		Des solides	Internes	DIFFORMITÉS.	X.
			Externes	VICES.	XI.

ERUPTIVES, Fievre accompagnée d'éruptions sur la peau.

CRITIQUES, Fievre avec urines briquetées.

INFLAMMATOIRES, Fievre accompagnée d'un pouls dur & d'une douleur locale.

DOULOUREUSES, Maladies dont le principal symptome est une douleur plus ou moins vive.

MENTALES, Aliénation du jugement.

QUIÉTALES, Diminution du mouvement.

CONVULSIVES, Mouvement involontaire.

SUPPRESSIVES, Obstruction des conduits excréteurs.

EVACUATOIRES, Evacuation de substances fluides.

DIFFORMITÉS, Changement dans la forme des solides,

VICES, Changemens externes palpables.

Les symptomes sont à l'égard des maladies, ce que les feuilles & les supports (fulcra) sont à l'égard des plantes.
La fievre se connoît par la fréquence du pouls.

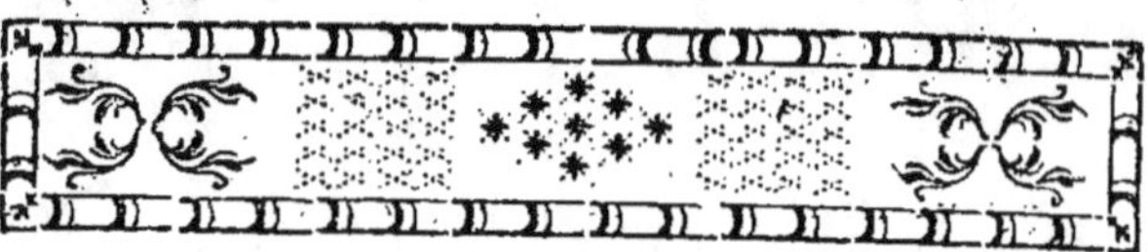

I. EXANTHEMATICI.

I. *CONTAGIOSI.*

1. MORTA. *P*HLYCTÆNÆ (273) aliquot in abdomine seu artubus, magnitudine avellanæ.

Febris diaria (11) malignissima , funestissima.

2. PESTIS. *Anthraces* (272) seu *bubones* (271) gangrænosi (233).
Febris synocha (12) acutissima , funestissima, vertigo (74), anxietas (89) ,lipyria.

3. VARIOLA. *Pustulæ* (274) erysipelaceæ , suppurantes, escharoticæ (280), deciduæ , cicatrisantes (317).

I. MALADIES ÉRUPTIVES.

I. *CONTAGIEUSES.*

1. MORTE. *P*HLYCTENES (273) répandues en petit nombre sur le bas-ventre ou sur les extrémités, de la grosseur d'une aveline.

Fièvre éphémere (11) très-maligne, très funeste.

2. PESTE. *Charbons* (272) ou *bubons* (271) gangreneux, (233).

Fievre synoque, *synocha*, (12) très-aiguë, très-funeste.

3. PETITE VÉROLE. *Pustules* (274) érysipélateuses, venant à suppuration, formant escarre (280), tombant d'elles-mêmes, suivies de cicatrices (317)

Febris, synochus (13), cephalalgia (40), lumbago (62).

4. RUBEOLA. *Papulæ* (275) uniformes, rubræ, evanef-
centi-furfuraceæ.

Febris synocha (12),
sternutatio (154),
epiphora, (172), tuf-
sis (155) sicca.

5. PETECHIA. *Sudamina* (321) lividò-
lurida, superficialia,
infensibilia.

Febris exacerbans (23),
asthenia (92), agryp-
nia (130).

6. SYPHILIS. *Nodi* (262), *ulcuscula*,
myrmeciæ (279).
Febris lenta (14) noc-
turna, dolore oftoco-
po (61), marcore
(209), stranguria
(196), angina (46).

I L

Fievre synoque, *synochus*, (13), céphalalgie (40), mal des reins (62).

4. ROUGEOLE. *Papules* (275) uniformes, rouges, tombant par écailles semblables à du son.

Fievre synoque, *synocha*, (12), éternument (154), larmoiement (172), toux (155) seche.

5. PÉTÉCHIE. *Echauboulures* (321) d'une couleur livide jaunâtre, superficielles, insensibles.

Fievre avec redoublemens (23), asthénie (92), insomnie (130).

6. VÉROLE. *Nodus* (262), chancres, poireaux (279).

Fievre lente (14) nocturne, accompagnée de douleur ostéocope (61), de maigreur (209), de strangurie (196), d'angine, (46).

Tome X.   T

II. *SPORADICI.*

7. MILIARIA. *Papulæ* (275) rotundæ, immerſæ, diverſicolores, confertæ, intactâ facie, pruriginoſæ.

Febris ſynocha (12), ſudore (207) fœtido, punctorio.

8. UREDO. *Sudamina* (321) inæqualia, ruberrima, dilatabilia, pruriginoſa, fugacia, recidivantia, furfuraceo-evaneſcentia.

Febris hectica (24) benigna, brevis.

9. APHTA. *Eſcharræ* (280) albidæ, rotundæ, ductibus excretoriis internis innatæ.

Febris lenta (14) obſcura, cum ſomnolentia (96).

II. *SPORADIQUES.*

7. MILIAIRE. *Papules* (275) rondes, enfoncées, confluentes, différentes en couleur, accompagnées de démangeaison, le visage intact.
Fievre synoque, *synocha*, (12), sueur (207) fétide, pongitive.

8. DÉMANGEAISON BRULANTE. *Echauboulures* (321) inégales, très-rouges, susceptibles d'extension, prurigineuses, passageres, revenant à différentes reprises, tombant par écailles semblables à du son.
Fievre hectique (24) bénigne, courte.

9. APHTES. *Escarres* (280) blanchâtres, rondes, innées aux conduits excréteurs internes.
Fievre lente (14) obscure, accompagnée de somnolence (96).

T ij

III. *SOLITARII.*

10. ERYSIPE- *Macula* rubens, urens,
    LAS.   preffione diffimulan-
                da, tumidiufcula, fu-
                perficialis, dilatabilis,
                defquamatione finien-
                da.

Febris fynocha (12),
initio acuta, cum in-
quietudine.

Protypus exanthematicorum *eryfipelas* (10) eft.

Dyfenteria (191) ad contagiofos referreretur,
modo fcabies (263) interna in oculos caderet.

Malignitatis fymptomata imprimis funt : *Lipothymia* (93), *delirium* (65), *vertigo* (74), *oblivia*
(107), *anæfthefia* (118), *lipyria*, *carpologia* (135),
anhelatio (157), *aphonia* (115), *aglutitio* (164).

III. *SOLITAIRES.*

10. ERYSIPÈLE. *Tache* rouge, accompagnée d'une chaleur brûlante, s'éclipſant par la preſſion, faiſant peu de ſaillie à la ſuperficie de la peau, ſuſceptible d'extenſion, ſe terminant par *deſquamation.*

Fievre ſynoque, *ſynocha*, (12) aiguë dans le commencement, accompagnée d'inquiétude.

L'éryſipele (10) eſt le prototype des maladies éruptives.

On placeroit la *dyſſenterie* (191) au rang des maladies contagieuſes, ſi les puſtules internes (*ſcabies interna*) tomboient ſous la vue.

Les principaux ſymptomes de *malignité* ſont la *lipothymie* (93), le *délire* (65), le *vertige* (74), l'*oubli* (107), l'*aneſthéſie* (118), la *lipyrie*, la *carpologie* (135), l'*eſſouflement* (157), l'*aphonie* (115), l'*aglutition* (164).

II. CRITICI.

I. *CONTINENTES.*

11. DIARIA. *Febris* terminanda intra septimanam dimidiam.

12. SYNOCHA. *Febris* terminanda intra septimanam unicam.

13. SYNOCHUS. *Febris* terminanda intra septimanas duas seu tres.

14. LENTA. *Febris* protrahenda ultra septimanas tres.

II. *INTERMITTENTES.*

15. QUOTIDIANA. *Febris* paroxysmi similes nycthemeris singulis.

16. TERTIANA. *Febris* paroxysmi similes nycthemeris alternis.

17. QUARTANA. *Febris* paroxysmi similes nycthemeris tertiis.

18. DUPLICANA. *Febris* paroxysmi similes alternati.

II. MALADIES CRITIQUES.

I. *FIEVRES CONTINUES.*

11.ÉPHÉMERE. *Fievre* qui se termine dans l'espace de trois ou quatre jours.

12. SYNOQUE, *Fievre* qui se termine
Synocha. dans l'espace d'une semaine.

13. SYNOQUE, *Fievre* qui se termine
Synochus. dans l'espace de deux ou trois semaines.

14. LENTE. *Fievre* qui s'étend au-delà de 3 semaines.

II. *INTERMITTENTES.*

15. QUOTI- *Fievre* dont les accès
DIENNE. semblables reviennent chaque jour.

16. TIERCE. *Fievre* dont les accès semblables reviennent de deux jours l'un.

17. QUARTE. *Fievre* dont les accès semblables reviennent tous les trois jours.

18. DOUBLE *Fievre* dont les accès,
TIERCE. quoique revenant cha-

19. ERRANA. *Febris* paroxyfmi diffi-
miles omnes.

III. *EXACERBANTES.*

20. AMPHIME- *Febris* continens (14)
RINA.   cum quotidiana (15).

21. TRITÆUS. *Febris* continens (14)
cum tertiana (16).

22. TETARTO- *Febris* continens (14)
PHIA.   cum quartana (17).

23. HEMITRI- *Febris* tritæus (21) cum
TÆA.   amphimerina (20).

24. HECTICA. *Febris* lenta (14) cum
duplicana (18).

Protypus criticorum tertiana (16) *fit, aut potius
rheumatifmus (62).*

Apyria *eft deflagratio febris.*

Phthifis (208) *poffet poft hecticam (24) collocari,
fi ordo naturalis admitteret & expectoratio.*

Lethargus (98) *cum febricula his affinis eft.*

que jour , ne font fem-
blables qu'alternative-
ment de 2 jours l'un.

19. ERRATI- *Fievre* dont aucun ac-
QUE.   cès n'eſt ſemblable.

III. *RÉMITTENTES.*

20. AMPHIMÉ- *Fievre* continue (14)
RINE.   compliquée d'une fievre quotidienne (15).

21. TRITÉE.   *Fievre* continue (14)
compliquée d'une fie-
vre tierce (16).

22. TÉTARTO- *Fievre* continue (14)
PHIE.   compliquée d'une fievre quarte (17).

23. HÉMITRI- *Tritée* (21) compliquée
TÉE.   d'amphimérine (20).

24. HECTIQUE. *Fievre* lente (14) compliquée d'une double
tierce (18).

On peut regarder la *fievre tierce* (16) , ou plutôt
le *rhumatiſme* (62) , comme le prototype des *maladies critiques.*

La *pyrexie* eſt l'effervefcence de la fievre.

On pourroit placer la *phthiſie* (208) , après la
fievre hectique (24) , ſi l'ordre naturel & l'expectoration le permettoient.

La *léthargie* (98) accompagnée d'une petite fievre a beaucoup de rapport avec les maladies de
cette claſſe.

III PHLOGISTICI.

I. *MEMBRANACEI.*

25. PHRENITIS. INFLAMMATIO (231) *meningum.*
Febris synocha (12), cephalalgia (40), furor (68), anxietas (89), syringmos (72), ophthalmia (43), carpologia (135), oblivio (107).

26. PARAPHRE- Inflammatio (231) *dia-*
NESIS. *phragmatis.*
Febris peripneumonia (34), phrenitis (25).

27. PLEURITIS. Inflammatio (231) *pleuræ.*
Febris synocha (12), dyspnœa (160), tussis (155), hæmoptysis (179), pleuritica (53).

III. *MALADIES* INFLAMMATOIRES.

I. *MEMBRANEUSES.*

25. Phréné-sie. Inflammation (231) des *méninges.*

Fievre synoque, *synocha*, (12), céphalalgie (40), fureur (68), anxiété (89), tintouin (72), ophthalmie (43), carpologie (135), oubli (107).

26. Paraphré-nésie. Inflammation (231) du *diaphragme.*

Fievre, péripneumonie (34), phrénésie (25).

27. Pleurésie. Inflammation (231) de la *plevre.*

Fievre synoque, *synocha*, (12), dyspnée (160), toux (155), hémoptysie (179), douleur pongitive de poitrine (53).

T vj

28. GASTRITIS. Inflammatio (231) *ventriculi.*

Feb. amphimerina (20), lipyria, anxietas (89), vomitus (183) ingestorum, cardialgia (48).

29. ENTERITIS. Inflammatio (231) *intestini.*

Febris cum evacuatione abdominis, colica (50) atroci, tensiva, calente.

30. PROCTITIS. Inflammatio (231) *ani.*

Febris proctica (59) cum tenesmo (193).

31. CYSTITIS. Inflammatio (231) *vesicæ.*

Febris. Dolor hypogastrii cum tumore inflammatorio, dysuria (57), tenesmo (193).

28. GASTRI- TIDE.	Inflammation (231) de *l'estomac.* *Fievre* amphimérine, (20), lipyrie, anxiété (89), vomissement (183) de tout ce qu'on avale, cardialgie (48).
29. ENTÉRI- TIDE.	Inflammation (231) des *intestins.* *Fievre* avec évacuation du bas-ventre, avec colique (50) atroce, tensive, accompagnée de chaleur ardente.
30. PROCTI- TIDE.	Inflammation (231) du *fondement.* *Fievre*, douleur du fondement (59) avec ténesme (193).
31. CYSTITIDE.	Inflammation (231) de la *vessie.* *Fievre*, douleur de l'hypogastre, accompagnée d'une tumeur inflammatoire, de dysurie (57), de ténesme (193).

II. *PARENCHYMATICI.*

32. SPHACELIS- Inflammatio (231) *ence-*
    MUS.   *phali.*

        Febris synochus (13),
        delirium (65), carpo-
        logia (135), asthenia
        (92), immobilitas,
        anæsthesia (118),
        aphonia (115).

33. CYNANCHE. Inflammatio (231) *fau-*
    cis.

        Febris synocha (12),
        tussis (155), aglutitio
        (164), orthopnœa
        (162), angina (46),
        suffocatio (158), lin-
        guæ intumescentia.

34. PERIPNEU- Inflammatio (231) *pul-*
    MONIA.   *monis.*

        Febris synocha (12)
        tussis (155), hæmop-
        tysis (179), dyspnœa
        (160), interscapulii
        dolor, cubatus supi-
        nus.

II. *PARENCHYMATEUSES.*

32. SPHACÉ- Inflammation (231) du
LISME. *cerveau.*

Fievre synoque, *syno-chus*, (13), délire (65), carpologie (135), asthénie (92), immobilité, anesthé-sie (118), aphonie (115).

33. ESQUINAN- Inflammation (231) du
CIE. *gosier.*

Fievre synoque, *syno-cha*, (12), toux (155), aglutition (164), or-thopnée (162), an-gine (46), suffocation (158), enflure de la langue.

34. PÉRIPNEU- Inflammation (231) du
MONIE. *poumon.*

Fievre synoque, *syno-cha*, (12), toux (155), hémoptysie (179), dyspnée (160), dou-leur gravative de poi-trine, le malade cou-ché sur le dos.

35. HEPATITIS. Inflammatio (231) *jecinoris.*

Feb. amphimerina (20), tuffis (155) ficca, afthma (161), fingultus (153), hypochondrii dextri tenfio calens.

36. SPLENITIS. Inflammatio (231) *lienis.*

Febris tetartophia (22), refpiratio interfecta (149), hypochondrii finiftri tumor pulfatorius.

37. NEPHRITIS. Inflammatio (231) *renis.*

Febris fynochus (13) irregularis , naufea (182) , fingultus (153), ructus (181), urinæ varietas, obftipatio (166), lumbago (62) urens , femoris ftupor (105).

35. HÉPATI- Inflammation (231) du
  TIDE.   *foie.*

Fievre amphimérine, (20), toux (155) seche, asthme (161), hoquet (153), tension & chaleur de l'hypocondre droit.

36. SPLÉNI- Inflammation (231) de
  TIDE.   la *rate.*

Fievre tétartophie (22), respiration entrecoupée (149), tumeur pulsative de l'hypocondre gauche.

37. NÉPHRI- Inflammation (231) des
  TIDE.   *reins.*

Fievre synoque, *synochus*, (13) irréguliere, nausée (182), hoquet (153), rot (181), variété de l'urine, constipation (166), mal de reins (62), accompagné de chaleur brûlante, stupeur (105) de la cuisse.

38. HYSTERI-   Inflammatio (231) *uteri.*
TIS.

> *Febris*, delirium (65),
> fpafmus (121), far-
> diafis (125), dolor
> hypogaftrii tumorque
> calens.

III. *MUSCULOSI.*

39. PHLEG-   Inflammatio (231) *par-*
MONE.   *tis externæ.*

> *Febris* ex partis exter-
> næ tumore pulfato-
> rio, rubore tenfivo,
> calente.

Lipyria *dum externa frigent, interna fervent.*
Protypus phlogifticorum phlegmone (39) eft.
Delirium (65) *quafi primus gradus phrenitidis eft.*

38. Hystéri- Inflammation (231) de
    tide.   la *matrice*.
                   Fievre , délire (65),
                   spasme (121), ris sar-
                   donique (125), dou-
                   leur de l'hypogastre,
                   accompagnée de tu-
                   meur & de chaleur.

III. *MUSCULEUSES.*

39. Phlegmon. Inflammation (231)
                   d'une *partie extérieure*.
                   Fievre , tumeur d'une
                   partie extérieure, ac-
                   compagnée de pulsa-
                   tion , de rougeur, de
                   tension, de chaleur.

La *lipyrie* a lieu lorsque les parties extérieures
sont froides , tandis que les parties intérieures éprou-
vent une chaleur ardente.

Le *phlegmon* (39) est le prototype des *maladies
inflammatoires.*

Le *délire* (65) peut être considéré comme le premier degré de la *phrénésie.*

IV. DOLOROSI.

I. *INTRINSECI.*

40. CEPHALAL-
GIA. *C*APITIS totius aut potioris dolor gravativus.

41. HEMICRA-
NIA. *Capitis* lateralis dolor tensivus.

42. GRAVEDO. *Frontis* dolor pressorius.

43. OPHTHAL-
MIA. *Oculi* dolor.

44. OTALGIA. *Auris* dolor.

45. ODONTAL-
GIA. *Dentis* dolor maxillaris.

46. ANGINA. *Faucis* dolor cum suffocatione (158).

47. SODA. *Œsophagi* dolor rancido - deurens ructibus (181) calidis.

48. CARDIAL-
GIA. *Cardiæ* dolor scrobiculi subsyncopalis (94).

IV. DOULEURS,

I. *INTERNES.*

40. **CÉPHALAL-GIE.** Douleur gravative de toute la *tête*, ou de la plus grande partie.

41. **MIGRAINE.** Douleur latérale & tensive de la *tête*.

42. **PESANTEUR DE TÊTE.** Douleur du *front*, accompagnée d'un sentiment de pression.

43. **OPHTHALMIE.** Douleur de *l'œil*.

44. **OTALGIE.** Douleur d'*oreille*.

45. **ODONTAL-GIE.** Douleur des *dents* ou des mâchoires.

46. **ANGINE.** Douleur du *gosier*, avec suffocation (158).

47. **CRÉMASON.** Chaleur brûlante dans *l'œsophage*, avec un goût d'empyreume, & des rapports (181) excessivement chauds.

48. **CARDIAL-GIE.** Douleur qu'on sent à l'orifice supérieur de

49. GASTRICA. *Ventriculi* dolor epigas-
trii.

50. COLICA.   *Inteftini* dolor umbili-
calis cum torminibus
(123).

51. HEPATICA. *Jecinoris* dolor hypochondrii dextri.

52. SPLENICA. *Lienis* dolor hypochondrii finiftri , fufpiria
(150).

53. PLEURITI-*Thoracis* dolor lateralis
CA.   punctorius.

54. PNEUMO-*Pulmonis* dolor cum
NICA.   orthopnœa (162), tuffi (155), hæmoptyfi
(179).

55. HYSTERAL-*Uteri* dolor.
GIA.

56. NEPHRITICA.*Renis* dolor.

57. DYSURIA. *Veficæ* dolor.

58. PUDENDA-*Genitalis* dolor.
GRA.

59. PROCTICA.*Ani* dolor.

l'*eftomac*, & qui me-
nace à tout moment
de fyncope (94).

49. GASTRO-DYNIE.   Douleur épigaftrique du *ventricule*.

50. COLIQUE.   Douleur ombilicale des *inteftins* avec tran-chées (123).

51. HÉPATAL-GIE.   Douleur du *foie* dans l'hypocondre droit.

52. SPLÉNAL-GIE.   Douleur de la *rate* dans l'hypocondre gauche, foupirs (150).

53. PLEURITI-QUE.   Douleur latérale & pon-gitive de *poitrine*.

54. PNEUMO-NIQUE.   Douleur du *poumon*, avec orthopnée (162), toux (155), hémop-tyfie (179).

55. HYSTÉRALGIE.   Douleur de la *matrice*.

56 NÉPHRITIQUE.   Douleur des *reins*.

57. DYSURIE.   Douleur de la *veffie*.

58. PUDENDA-GRE.   Douleur des *parties gé-nitales*.

59. PROCTI-QUE.   Douleur du *fondement*.

II. *EXTRINSECI.*

60. ARTHRITIS. *Geniculorum* dolor periodicus ; *à synovia corrupta.*

61. OSTOCO-PUS. *Articulorum* dolor internus fixus; *à periostio infecto.*

62. RHEUMA-TISMUS. *Musculorum* dolor ad motum; *à tunica cellulosa infecta.*

63. VOLATICA. *Vasorum* dolor migrans.

64. PRURITUS. *Cutis* titillatio occulta, scalpendi necessitatem inducens.

Raphania (145) *dolore intenso his affinis : ob* spasmos verò & convulsiones sequentibus.

II.

II. *EXTERNES.*

60. **Goutte.** Douleur périodique des articulations ; *causée par la corruption de la synovie.*

61. **Ostéo-cope.** Douleur interne & fixe des os ; *causée par le vice du périoste.*

62. **Rhumatisme.** Douleur des *muscles* qui augmente par le mouvement ; *causée par une humeur âcre, fixée sur la tunique cellulaire.*

63. **Volatique.** Douleur ambulante des *vaisseaux.*

64. **Prurit.** Sensation incommode qui naît sur la *peau* & qui oblige à se gratter.

La *raphanie* (145) a beaucoup de rapport avec les maladies de cette classe, par les douleurs aiguës dont elle est accompagnée ; nous la plaçons cependant au rang des maladies convulsives, à cause des spasmes & des mouvemens convulsifs qui paroissent en être les principaux symptomes.

Tome X. V

V. MENTALES.

I. *IDEALES.*

65. DELIRIUM. **I**nsania acuta, tranfitoria, fymptomatica cum febre.

66. PARAPHRO-SYNE. Infania acuta, periodica, fine febre.

67. AMENTIA. Infania chronica, univerfalis, innocua.

68. MANIA. Infania chronica, univerfalis, furibunda.

69. DÆMONIA. Infania chronica, partialis, furibunda, meticulofa, de Dæmonibus.

70. VESANIA. Infania chronica, partialis, tranquilla.

V. MALADIES MENTALES.

I. *IDÉALES.*

65. DÉLIRE. **E**XTRAVAGANCE paſſagere, ſymptomatique, accompagnée de fievre; (*maladie aiguë*).

66. TRANS-PORT. Extravagance périodique, exempte de fievre; (*maladie aiguë*).

67. DÉMENCE. Extravagance chronique, univerſelle, ſans déſir de nuire.

68. MANIE. Extravagance chronique, univerſelle, accompagnée de fureur.

69. DÉMONO-MANIE. Extravagance chronique, partielle, furieuſe, mélancolique, attribuée communément à la puiſſance du démon.

70. FOLIE. Extravagance chronique, partielle, tranquille.

V ij

71. MELAN- Infania chronica, par-
CHOLIA.   tialis, mœfta, medita-
           bunda.

II. *IMAGINARII.*

72. SYRING- Perceptio *foni* tinnitan-
MOS.   tis falfi.

73. PHANTAS- Perceptio *vifibilis* ob-
MA.   jecti falfi.

74. VERTIGO. Perceptio circumgyra-
            tionis falfæ.

75. PANOPHO- Imaginatio *mali* falfi in
BIA.   folitudine.

76. HYPO- Imaginatio *fati lethalis*
CHONDRIA- è levi malo, borbo-
SIS.   rygmi (123), ructus
           (181) acidi, palpita-
           tiones (132), præ-
           cordia tremula, per-
           fuafio.

71. Mélan-   Extravagance chroni-
    colie.   que, partielle, accom-
                pagnée de tristesse &
                de rêves continuels.

II. *IMAGINAIRES.*

72. Tintouin. Perception imaginaire
               d'un *son* clair & aigu
               qui n'existe point hors
               de l'oreille.

73. Vision. Perception imaginaire
               d'un objet visible qui
               n'existe point hors de
               l'œil.

74. Vertige. Tournoiement appa-
               rent des objets exté-
               rieurs qui font en repos

75.   Terreur Frayeur qu'on éprouve
      panique.   en dormant ou dans
                 la solitude, sans au-
                 cune cause évidente.

76. Hypocon- Crainte de la mort à
    drie.   l'occasion d'un mal
                 léger, borborygmes
                 (123), rapports (181)
                 aigres , palpitations
                 (132) , tremblement
                 des hypocondres ,
                 imagination vivement
                 frappée.

77. SOMNAM- Imaginatio *somniantis*
BULISMUS.   fortior, quâ motus vo-
         luntarii excitantur.

III. *PATHETICI.*

78. CITTA. Defiderium *non efculenti*
         ingerendi.

79. BULIMIA. Defiderium *cibi* inex-
         plebile.

80. POLYDIP- Defiderium *potûs* con-
SIA.   tinuum.

81. SATYRIA- Defiderium *veneris* enor-
SIS.   me.

82. EROTOMA- Defiderium *amantium*
NIA.   pudicum.

83. NOSTAL- Defiderium *patriæ* affi-
GIA.   niumve.

84. TARANTIS- Defiderium *choreæ* (*fæ-*
MUS.   *pe à morfura infecti*).

85. RABIES. Defiderium *mordendi* la-
         cerandique innocuos

77. SOMNAM- Imagination forte qui
    BULISME.   fait que ceux qui dor-
                ment , exécutent en
                rêvant différens mou-
                vemens soumis à la
                volonté.

III. *PATHÉTIQUES.*

78. GOUT DÉ- Appétit pour des cho-
    PRAVÉ.   ses absurdes incapa-
                bles de nourrir.

79. BULIMIE.   Faim insatiable , appel-
                lée vulgairement *faim
                canine.*

80. POLYDIP- Soif excessive & con-
    SIE.   tinuelle.

81. SATYRIASE. Désir impudent & effré-
                né pour les femmes.

82. ÉROTOMA- Amour excessif, accom-
    NIE.   pagné de vénération
                pour l'objet aimé.

83. NOSTALGIE. Désir excessif de revoir
                ses parens & sa patrie.

84. TARAN-   Désir immodéré pour
    TISME.   la danse , *causé le plus
                souvent par la morsure
                d'un insecte.*

85. RAGE.   Désir de mordre & de
                mettre en pieces ceux

(*sæpe à morsura ani-
malis*).

86. HYDRO- Aversatio *potulentorum*
PHOBIA.   cum rigore (141) &
           sardiasi (125); *sæpius
           præcedenti maritata.*

87. CACOSI- Aversatio *cibi* cum hor-
   TIA.   rore.
88. ANTIPA- Aversatio *objecti* parti-
   THIA.   cularis.
89. ANXIETAS. Aversatio *mundanarum*
           rerum (*cordis dolor*).

VI. QUIETALES.

I. *DEFECTIVI.*

90. LASSITUDO. DEBILITAS constans
           musculorum ponde-
           rosa, quietem indu-
           cens.

qui se présentent à nous ; *produit le plus souvent par la morsure d'un animal.*

86. HYDRO- Aversion pour la bois-
PHOBIE. son, accompagnée de frisson (141) & de ris sardonique (125); *maladie le plus souvent jointe à la précédente.*

87. CACOSITIE. Aversion & horreur pour les alimens.

88. ANTIPA- Aversion pour certains
THIE. objets.

89. ANXIÉTÉ. Aversion pour les choses mondaines ; (*mal de cœur.*)

VI. MALADIES QUIÉTALES.

I. *DÉFECTIVES.*

90. LASSITUDE. DÉBILITÉ constante des muscles, accompagnée d'un sentiment de pesanteur qui fait chercher le repos.

V v

91. LANGUOR. Debilitas succeſſiva virium vitalium , non
reparanda quiete &
cibatione.

92. ASTHENIA. Debilitas succeſſiva virium omnium.

93. LIPOTHY-Defectio motus sensuſ-
MIA. que subita , superstife
pulſu menteque.

94. SYNCOPE. Lapſus virium vitalium
subitaneus ; abolitis
pulſu, respiratione ,
senſu, calore.

95. ASPHIXIA. Lapſus virium animalium vitaliumque per-
siſtens.

II. S O P O R O S I.

96. SO MNO-Sopor vigiliis protrac-
LENTIA. tior.

91. LANGUEUR. Débilité succeſſive des forces vitales, que les alimens & le repos ne peuvent pas réparer dans la même proportion.

92. ASTHÉNIE. Débilité succeſſive de toutes les forces.

93. LIPOTHY-MIE. Défection ſubite du mouvement volontaire & du ſentiment, ſans que le pouls & la connoiſſance paroiſſent altérés.

94. SYNCOPE. Proſtration ſubite des forces vitales, le pouls, la reſpiration, la chaleur, le ſentiment paroiſſant éteints.

95. ASPHYXIE. Proſtration conſtante des forces animales & vitales; *vraie image de la mort.*

II. *S O P O R E U S E S.*

96. SOMNOLENCE. Habitude de dormir beaucoup plus long-temps que l'âge ne le permet.

V vj

97. TYPHOMA- Sopor apparens cum
    NIA.   agrypnia (130).

98. LETHAR- Somnolentia constans,
    GUS.   levis, febrilis, delirio
                (65) oblivioso.

99. CATAPHO- Sopor constans allocu-
    RA.   tione evigilans.

100. CARUS.   Sopor constans cum
              insensibilitate, respi-
              rationeque tacita.

101. APOPLE- Sopor constans cum
     XIA.   insensibilitate, respi-
               rationeque stertorosa
               (156).

102. PARAPLE- Sopor constans partium
     GIA.   sub thorace.

103. HEMIPLE- Sopor constans lateris
     GIA.   alterius.

97. TYPHOMA-NIE.	Affoupiffement apparent accompagné d'infomnie (130).
98. LÉTHAR-GIE.	Affoupiffement conftant, léger, fébrile, accompagné de délire (65) & d'oubli (107).
99. CATAPHO-RE.	Affoupiffement conftant, dans lequel le malade s'éveille quand on lui parle.
100. CARUS.	Affoupiffement conftant, accompagné de perte de fentiment & d'une refpiration paifible.
101. APOPLE-XIE.	Affoupiffement conftant, accompagné de perte de fentiment & d'une refpiration ftertoreufe (156).
102. PARAPLE-XIE.	Perte conftante du fentiment & du mouvement dans les parties fituées fous le thorax.
103. HÉMIPLÉ-GIE.	Perte conftante du fentiment & du mouvement dans le côté droit ou gauche du corps.

104. PARALY-   Sopor conſtans partis
SIS.   alicujus.

105. STUPOR.   Sopor tranſitorius par-
                      tis alicujus cum ſenſu
                      formicationis.

III. *PRIVATIVI.*

106. MOROSIS. *Imaginationis* defeĉtus.
107. OBLIVIO. *Memoriæ* defeĉtus.
108 AMBLYO- *Viſûs* obſcuritas ſine vi-
PIA.   tio ſenſibili.

109. CATARAC- *Viſûs* privatio cum vi-
TA.   tio obſervabili.

110. AMAURO- *Viſûs* privatio ſine vitio
SIS.   ſenſibili, pupilla dila-
                      tata.

111. SCOTO- *Viſûs* lipothymia (93)
M I A.   momentanea.
112. COPHOSIS. *Auditûs* defeĉtus.
113. ANOSMIA. *Olfuĉtûs* defeĉtus.
114. AGEUSTIA. *Guſtûs* defeĉtus.

104. PARALY- Perte conſtante du ſen-
   SIE.   timent & du mouve-
                 ment dans quelque
                 membre.

105. STUPEUR. Engourdiſſement paſſa-
              ger d'une partie du
              corps , accompagné
              d'un ſentiment de
              fourmillement.

III. *PRIVATIVES.*

106. MOROSITÉ. Défaut *d'imagination.*

107. OUBLI. Défaut de *mémoire.*

108. AMBLYO- Obſcurité de la *vue,* ſans
   PIE.   aucun vice apparent
               dans l'œil.

109. CATARAC- Privation de la *vue,* avec
   TE.   un vice apparent dans
                l'œil.

110. GOUTTE- Privation de la *vue,*
   SÉREINE.   accompagnée de la di-
                latation de la prunelle,
                ſans aucun vice mani-
                feſte dans l'organe.

111. SCOTO- Lipothymie (93.) mo-
   MIE.   mentanée de la *vue.*

112. SURDITÉ. Défaut *d'ouie.*

113. ANOSMIE. Défaut *d'odorat.*

114. AGEUSTIE. Défaut de *goût.*

115. APHONIA. *Loquelæ* privatio.
116. ANOREXIA. *Famis* defectus.
117. ADIPSIA. *Sitis* defectus.
118. ANÆSTHE- *Tactûs* fenfationis de-
     SIA.   fectus.
119. ATECNIA. *Libidinis* defectus.
120. ATONIA. *Fibrarum* mufcularium
           contractionis defec-
           tus.

VII. MOTORII.

I. SPASTICI.

121. SPASMUS. *A*RTUS diftentio
           violenta, fubitanea,
           fugax.
122. PRIAPIS- *Penis* fpaftica intumef-
     MUS.   centia.

123. BORBO- *Inteftinorum* contrac-
     RYGMUS.   tio boans.
124. TRISMOS. *Mandibularum* claufura
           arcta.

115. APHONIE. Privation de la *parole*.

116. ANOREXIE. Défaut de *faim*.

117. ADIPSIE. Défaut de *soif*.

118. ANESTHÉSIE. Défaut de *tact*.

119. ATECNIE. Défaut *d'appétit véné-rien*.

120. ATONIE. Défaut de contraction dans les *fibres muscu-laires*.

VII. *MALADIES* CONVULSIVES.

I. *TONIQUES.*

121. SPASME. Distension violen-te, subite & passagere d'un *membre*.

122. PRIAPIS-ME. Gonflement spasmodique de la *verge*.

123. BORBO-RYGME. Contraction *des intes-tins*, accompagnée de bruit.

124. TIC. Clôture de la bouche, produite par la contraction spasmodique des muscles releveurs de la mâchoire infé-rieure.

125. SARDIA- *Oris* retractio rifum
SIS.   mentiens, fugax.

126. HYSTERIA. *Præcordiorum* preffio
fub pectore, cum fla-
tulentia (165), fuffo-
catione (158), anxie-
tate (89), palpitatione
(132), verticis pref-
fione.

127. TETANUS. *Corporis* rigiditas cum
fenfibilitate.
128. CATO- *Corporis* rigiditas cum
CHUS.   infenfibilitate.
129. CATALEP- *Corporis* totius recepta
SIS.   forma conftans, fle-
xilis, cum infenfibi-
litate.

130. AGRYP- *Senforii* rigiditas fpafti-
NIA.   ca, continua. (*Pervigilium*).

125. RIS SAR-   Rétraction paſſagere de
DONIQUE.   la bouche , qui fait
                 croire que le malade
                 rit.

126. HYSTÉRIE. Sentiment de preſſion
                 ſous la poitrine , ac-
                 compagnée de flatu-
                 lence (165), de ſuffo-
                 cation (158) , d'an-
                 xiété (89), de palpi-
                 tation (132), d'une
                 douleur gravative au
                 ſommet de la tête.

127. TÉTANOS. Rigidité du corps avec
                 ſenſibilité.

128. CATOCHE. Rigidité du corps avec
                 inſenſibilité.

129. CATALEP- Etat du corps , dans le-
SIE.   quel les membres ,
                 privés de ſentiment,
                 conſervent leur flexi-
                 bilité, & reſtent conſ-
                 tamment dans la ſitua-
                 tion qu'on leur fait
                 prendre.

130. INSOMNIE. Rigidité ſpaſmodique
                 & continuelle des fi-
                 bres du *ſenſorium com-*
                 mune.

II. *AGITATORII.*

131. TREMOR. *Partium* agitatio continua chronica, abf-
que frigoris fenfu.

132. PALPITA-   *Cordis* vifcerifve motus
TIO.   fubfultorius.

133. ORGAS-   *Arteriarum* fubfultus.
MUS.

134. SUBSUL- *Tendinum*   fubfultoria
TUS.   elevatio.

135. CARPOLO- *Digitorum* tremula con-
GIA.   tractio infcia.

136. STRIDOR. *Manducatio* fonora, va-
cua.

137. HIPPOS. *Palpebrarum* nictitatio
frequentiffima.

138. PSELLIS- *Loquelæ* titubatio in
MUS.   quibufdam litteris.

139. CHOREA. *Lateris* agitatio tremula,
continua, inordinata.

II. *CLONIQUES.*

131. **Tremble-** Agitation continuelle ,
ment. chronique des *mem-*
bres, fans aucune fen-
fation de froid.

132. **Palpita-** Mouvement de foubre-
tion. faut du *cœur* ou de
quelque autre vifcere.

133. **Orgasme.** Soubrefaut des *arteres.*

134. **Soubre-** Elévation convulfive
saut. des *tendons.*

135. **Carpolo-** Treffaillement involon-
gie. taire des *doigts.*

136. **Grince-** *Mouvement* involontai-
ment des re & fonore de la *mâ-*
dents. *choire inférieure.*

137. **Souris.** Clignotement prompt
& rapide des *paupie-*
res.

138. **Bégaie-** Difficulté de prononcer
ment. certaines lettres ou
fyllabes.

139. **Danse de** Mouvement demi-vo-
S. Guy. lontaire d'un côté du
corps , dans lequel le
malade fait mille pof-
tures bizarres.

140. BERIBERI. *Partium* tremor (131),
genuum contractura
(299), stupor (105),
raucedo (146).

141. RIGOR. *Partium* vibratio periodica, cum frigoris in-
tercutanei sensu.

142. CONVUL- *Partium* agitatio vio-
SIO.   lenta, periodica cum
sensibilitate.

143. EPILEPSIA. *Corporis* agitatio periodica, chronica cum
insensibilitate.

144. HIERANO- *Corporis* agitatio conti-
SOS.   nua indolens, convulsiva, cum sensibilitate.

145. RAPHA- *Articulorum* contractio
NIA.   spastica cum agitatione convulsiva dolore
violentissimo, perio-
dica.

140. BÉRIBÉRI. Tremblement (131) des *membres* , contracture (299) des genoux, stupeur (105), enrouement (146).

141. FRISSON. Vibration périodique des membres , avec un sentiment de froid dans le tissu de la peau.

142. CONVULSION. Agitation violente & périodique des *membres* avec sensibilité.

143. EPILEPSIE. Agitation périodique , chronique du *corps* avec insensibilité.

144. HIÉRANOSE. Agitation continuelle, indolente , convulsive du *corps* avec sensibilité.

145. RAPHANIE. Contraction spasmodique & périodique dés *articulations* , accompagnée d'agitation convulsive, & d'une douleur extrêmement aiguë.

VIII. SUPPRESSORII.

I. *SUFFOCATORII.*

146. RAUCEDO. *V*OCIS sibilans elocutio ab arescentia pneumatica.

147. VOCIFE-RATIO. *Vocis* dolorosa exaltataque exclamatio.

148. RISUS. *Ad corpus indurandum.*
Expiratio profunda, agitatoria, cum sardiasi (125).

149. FLETUS. *Ad sanguinem è corde expellendum.*
Inspiratio intersecta, singultuosa, cita, suspiriosa, cum mœstitia, gemitu, lacrymis (172).
Ad sanguinem intra pulmones inglutiendum.

VIII.

VIII. *MALADIES*
SUPPRESSIVES.

1. *SUFFOCANTES.*

146. ENROUE-MENT.	*Voix* accompagnée de sifflement causé par le desséchement de la membrane pulmonaire.
147. VOCIFÉ-RATION.	*Exclamation* forte & douloureuse. *Pour endurcir le corps.*
148. RIS.	*Expiration* profonde, avec agitation & sardiase (125). *Pour chasser le sang du cœur.*
149. PLEURS.	*Inspiration* entrecoupée, précipitée, accompagnée de hoquet, de soupir, de tristesse, de gémissement, de larmes (172). *Pour pousser le sang dans les poumons.*

Tome X.   X

150. S U S P I-   *Inspiratio* profunda, agi-
RIUM.   tatoria, lenta.
               Ad sanguinem è pulmo-
               nibus expellendum.

251. OSCITA-   *Inspiratio* tarda, adauc-
TIO.   ta, hians, spasmodica.
               Ad sanguinem propel-
               lendum per pectus.

152. PANDICU-   *Inspiratio*   profunda,
LATIO.   pressoria cum exten-
               sione corporis artuum-
               que.
               Ad sanguinem per vaso-
               rum anastomoses pro-
               pellendum.

153. SINGUL-   *Inspiratio* celer, convul-
TUS.   siva, momentanea,
               iterata, sonora.
               Ad cardiam evacuan-
               dam.

154. STERNU-   *Expiratio* sonora, con-
TATIO.   vulsiva, celer, inspi-

150. SOUPIR.   *Inspiration profonde, lente, accompagnée d'agitation.*

Pour chasser le sang des poumons.

151. BAILLE-MENT.   *Inspiration tardive, spasmodique, étendue, la bouche béante.*

Pour faciliter le passage du sang à travers les poumons.

152. PANDICU-LATION.   *Inspiration profonde, accompagnée d'un sentiment de pression, & de l'extension du corps & des membres.*

Pour faire avancer le sang par les anastomoses des vaisseaux.

153. HOQUET.   *Inspiration prompte, convulsive, momentanée, réitérée, sonore.*

Pour débarrasser l'orifice supérieur de l'estomac de ce qui l'incommode.

154. ETERNU-MENT.   *Expiration sonore, convulsive, prompte,*

rationi lentæ succe-
dens.

*Ad sinum frontis eva-
cuandum.*

155. TUSSIS. *Expiratio* sonora, convulsiva, periodica.

*Ad tracheam evacuan-
dam.*

156. STERTOR. *Respiratio* sonora, rau-
ca, narium agitatione.

*Ad mucum faucium su-
bigendum.*

157. ANHELA-
TIO. *Respiratio* citatissima,
profunda, levis, fu-
gax.

*Ad sanguinem per pul-
mones accelerandum.*

158. SUFFOCA-
TIO. *Respiratio* angustatione
faucium continua, si-
ne febre.

A tracheæ angustatione.

succédant à une inſ-piration lente.

Pour évacuer le ſinus frontal.

155. TOUX. *Expiration ſonore, con-vulſive, périodique.*

Pour évacuer la trachée artere.

156. RONFLE-MENT. *Reſpiration ſonore, rau-que, accompagnée de l'agitation des nari-nes.*

Pour atténuer la muco-ſité du goſier.

157. ESSOUFLE-MENT. *Reſpiration très-préci-pitée, profonde, paſ-ſagere.*

Pour accélérer le paſſage du ſang à travers les poumons.

158. SUFFOCA-TION. *Reſpiration accompa-gnée d'un ſentiment continuel de reſſerre-ment du goſier; point de fievre.*

Cauſée par le rétréciſſe-ment de la trachée ar-tere.

159. EMPYEMA. *Respiratio* gravis cum fluctuatione in cavo thoracis, post febrim.
A pure in cavum thoracis effuso.

160. DYSPNŒA. *Respiratio* anhelosa, (157), laboriosa, sine sensu angustationis faucium.
A pulmonum substantia oppilata.

161. ASTHMA. *Respiratio* stertorosa, (156), laboriosa, difficilis, chronica.
A bronchiis oppilatis.

162. ORTHOP-NŒA. *Respiratio* suspiriosa, (150), suffocatoria (158), acuta, subitanea.
A sanguinis per pulmones difficili transitu.

159. EMPYEME. *Respiration* accompagnée d'un sentiment
de pesanteur , avec
fluctuation dans la ca-
vité de la poitrine , à
la suite d'une fievre
inflammatoire.

*Causée par le pus épanché
dans la cavité de la poi-
trine.*

160. DYSPNÉE. *Essouflement* (157) très-
laborieux , sans aucun
sentiment de rétrécis-
sement du gosier.

*Causé par l'opilation de
la substance des pou-
mons.*

161. ASTHME. *Respiration* stertoreuse
(156), laborieuse, dif-
ficile , chronique.

*Causée par l'opilation des
bronches.*

162. ORTHOP- *Respiration* subitement
NÉE. accompagnée de sou-
pir (150), de suffo-
cation (158); (*mala-
die aiguë*).

*Causée par la difficulté
avec laquelle le sang*

163. EPHIAL- *Respiratio* profunda, suf-
TES. focans (158), dor-
mientis in dorso cum
somnio laborioso.
Ab intestinorum infla-
tione premente.

II. *CONSTRICTORII.*

164. AGLUTI- *Deglutitio* impedita.
TIO.

165. FLATULEN- *Ructus* (181) crepitus-
TIA. que (194) impeditus
cum abdominis intu-
mescentia.

166. OBSTIPA- *Fæcum* exoneratio im-
TIO. pedita.

167. ISCHURIA. *Mictus* impeditus.

168. DYSME- *Menstrua* suppressa seu
NORRHŒA. dolorifica.

*paſſe à travers les pou-
mons.*

163. ÉPHIALTE. *Reſpiration* profonde,
ſuffocante (158) dans
les perſonnes qui,
dormant ſur le dos,
ſont agitées de ſonges
effrayans.
*Cauſée par le gonflement
des inteſtins, faiſant
naître un ſentiment de
preſſion.*

II. *CONSTRICTIVES.*

164. AGLUTI-   Empêchement de la *dé-*
TION.   *glutition.*
165. FLATU-   Obſtacle à la ſortie des
LENCE.   *vents,* ſoit par le haut
                 (181), ſoit par le bas
                 (194), accompagné
                 du gonflement du bas-
                 ventre.
166. CONSTI-   Obſtacle à l'évacuation
PATION.   des *matieres fécales.*
167. ISCHURIE. Impuiſſance d'*uriner.*
168. DYSMÉ-   Suppreſſion ou écoule-
NORRHÉE.   ment douloureux des
                 menſtrues.

X v

169. DYSLO-CHIA.	*Lochiorum* suppreſſio.
170. AGLAC-TATIO.	*Lactis* defectus.
STERILITAS.	*Genituræ* suppreſſio.

IX. EVACUATORII.

I. *CAPITIS.*

171. OTOR-RHŒA.	*Auris* purulentus fluxus.
172. EPIPHO-RA.	*Oculi* lacrymalis fluxus continuus.
173. HÆMOR-RHAGIA.	*Naris* sanguineus fluxus.
174. CORYZA.	*Naris* mucosus fluxus, copiosus, continuus.
175. STOMA-CACE.	*Oris* sanguinea è gingivis cruentatio.
176. PTYALIS-MUS.	*Oris* salivalis è glandulis copiosissimus effluxus.

169. DYSLO-CHIE. Suppreſſion des *lochies*.

170. AGLACTA-TION. Défaut de *lait*.

STÉRILITÉ. Défaut de *matiere ſéminale*, propre à la génération.

IX. *MALADIES ÉVACUATOIRES.*

I. *DE LA TÊTE.*

171. OTOR-RHÉE. Écoulement purulent des *oreilles*.

172. LARMOIE-MENT. Écoulement continuel de *larmes*.

173. HÉMOR-RAGIE. Écoulement de ſang des *narines*.

174. CORYSE. Écoulement abondant & continuel des mucoſités des *narines*.

175. STOMA-CACE. Saignement des *gencives*.

176. PTYALIS-ME. Écoulement très-abondant de *ſalive*.

X vj

II. *THORACIS.*

177. SCREATUS. *Faucis* muci sonora evacuatio.

178. EXPECTO-RATIO. *Pulmonis* serosa è trachea evacuatio.

179. HÆMOP-TYSIS. *Pulmonis* sanguinea cum tussi evacuatio.

180. VOMICA. *Pulmonis* purulenta, copiosa, improvisa evacuatio.

III. *ABDOMINIS.*

181. RUCTUS. Rejectio *flatuum* frequens.

182. NAUSEA. Rejectionis *cibi flatuumque* conatus inanis.

183. VOMITUS. Rejectio ingestorum convulsiva.

184. HÆMATE-MESIS. *Vomitus* (183) sanguinis.

185. ILIACA. *Vomitus* (183) cum obstipatione (166) fixa & colica (50).

II. *DE LA POITRINE.*

177. EXCRÉA-TION.	Évacuation sonore des mucosités du *gosier.*
178. EXPECTO-RATION.	Crachement des matieres séreuses provenant des *poumons.*
179. HÉMOP-TYSIE.	Crachement de sang *pulmonaire*, accompagné de toux.
180. VOMIQUE.	Crachement subit & copieux de pus provenant des *poumons.*

III. *DU BAS-VENTRE.*

181. ROT OU RAPPORT.	Éruption fréquente de *vents* par le haut.
182. NAUSÉE.	Effort inutile pour *vomir* ou pour rendre des *vents* par le haut.
183. VOMISSE-MENT.	Réjection convulsive des matieres contenues dans l'estomac.
184. HÉMATÉ-MESE.	*Vomissement* (183) de sang.
185. PASSION ILIAQUE.	*Vomissement* (183) accompagné de colique (50), & d'une constipation (166) opiniâtre.

186. CHOLERA. *Vomitus* (183) cum diarrhœa (187), colica (50).

187. DIAR-RHŒA. Dejectio *fæcum* liquidarum frequens.

188. LIENTE-RIA. *Diarrhœa* (187) cibi immutati.

189. CŒLIACA. *Diarrhœa* (187) chymi.

190. CHOLIRI-CA. *Diarrhœa* (187) rubella, abfque colica.

191. DYSENTE-RIA. *Diarrhœa* (187) cruenta, cum colica (50), tenefmo (193).

192. HÆMOR-RHOIS. Dejectio *fanguinis* cum proctica (59), abfque colica.

193. TENESMUS. Dejectio *muci* frequens, parca, cum defiderio.

186. CHOLERA. *Vomissement* (183) avec diarrhée (187) & colique (50).

187. D I A R- Déjection fréquente de
RHÉE.   *matieres fécales* liqui-
       des.

188. LIENTE- *Diarrhée* (187) d'ali-
RIE.   mens qui n'ont subi
       aucun ou presque au-
       cun changement.

189. PASSION *Diarrhée* (187) de ma-
CÉLIAQUE.   tieres chymeuses.

190. CHOLIRI- *Diarrhée* (187) de ma-
QUE.   tieres rougeâtres sans
       colique.

191. DYSSEN- *Diarrhée* (187) sangui-
TERIE.   ne, accompagnée de
       colique (50), de té-
       nesme (193).

192. FLUX HÉ- Déjection de *sang* avec
MORROIDAL.   douleur au fondement
       (59), sans colique.

193. TÉNESME. Déjection fréquente &
       très-peu abondante de
       mucosités , avec une
       envie continuelle d'al-
       ler à la selle.

194. CREPITUS. Deje&ctio *flatuum* ∞piofa, crebra.

IV. *GENITALIUM.*

195. ENURESIS. *Urinæ* ftillicidium involuntarium, indolens.

196. STRANGU- *Urinæ* parca, guttata, RIA. frequens, dolorofa micturitio.

197. DIABETES. *Urinæ* copiofiffimæ frequens micturitio.

198. HÆMATU- *Urinæ* cruentæ micturitio. RIA.

199. GLUS. *Urinæ* vifcofæ micturitio.

200. GONOR- *Genituræ* ftillicidium. RHŒA.

201. LEUCOR- *Muci* è finu muliebri RHŒA. effluxus.

202. MENOR- *Menftruatio* copiofa, RHAGIA. inordinata,

194. CRÉPITA-TION. Eruption abondante & fréquente de *vents* par le bas.

IV. *DES PARTIES GÉNITALES.*

195. INCONTI-NENCE D'U-RINE. Ecoulement goutte à goutte & involontaire d'*urine* sans aucune douleur.

196. STRAN-GURIE. Ecoulement goutte à goutte d'*urine*, accompagnée de douleur & d'envie fréquente d'uriner.

197. DIABETE. Ecoulement fréquent & très-abondant d'*urine*.

198. HÉMATU-RIE. Pissement de *sang*.

199. GLU. Pissement d'*urine* visqueuse.

200. GONOR-RHÉE. Ecoulement goutte à goutte de *matieres séminales*.

201. LEUCOR-RHÉE. Ecoulement de *mucosités* par les parties naturelles de la femme.

202. MÉNOR-RAGIE. *Menstrues* excessives, irrégulieres.

203. PARTURI- *Fœtûs* maturi enixus
TIO.   laboriofiffimus.

204. ABORTUS. *Fœtûs* præmatura ejectio.

205. MOLA. *Maffæ* carneæ, intus
cyfticofæ, ex utero
ejectio.

V. CORPORIS EXTERNI.

206. GALAC- *Lactis* effluxus.
TIA.

207. SUDOR. *Seri* per poros copiofa,
frequens fudatio.

X. DEFORMES.

I. EMACIANTES.

208. PHTHISIS. MARCOR cum hectica (24), tuffi (155),
dyfpnœa (160), ex-
pectoratione (178)
purulenta, copiofa.

203. PARTURI-TION.	Accouchement très-laborieux d'un *fœtus* à terme.
204. AVORTE-MENT.	Ejection prématurée du *fœtus*.
205. MOLE.	Ejection d'une *masse* charnue, cystique intérieurement, formée dans la matrice.

V. *DE L'EXTÉRIEUR DU CORPS.*

206. GALAC-TIE.	Ecoulement de *lait*.
207. SUEUR.	Ecoulement abondant & fréquent de *sérosité* par les pores de la peau.

X. DIFFORMITÉS.

I. *MAIGREURS.*

208. PHTHISIE.	MAIGREUR accompagnée de fievre hectique (24), de dyspnée (160), de toux (155), d'expectora-

209. **TABES.** Marcor cum hectica (24) absque expectoratione.

210. **ATRO-PHIA.** Marcor cum atonia (120) absque expectoratione & hectica.

211. **MARAS-MUS.** Marcor cum aridura (226) absque atonia, expectoratione, hectica.

212. **RACHITIS.** Marcor carnium, tumentibus artuum geniculis capiteque; ossibusque saepe flexilibus.

II. *TUMIDOSI.*

213. **POLYSAR-CIA.** Corporis pinguedinosa intumescentia.

214. **LEUCO-PHLEGMACIA.** Corporis emphysematosa (228) intumescentia.

215. **ANASAR-CA.** Corporis oedematosa (229) intumescentia.

tion (178) abondante de pus.

209. ETISIE. Maigreur avec fievre hectique (24), *sans expectoration.*

210. ATROPHIE. Maigreur avec atonie (120), *sans expectoration & sans fievre hectique.*

211. MARASME. Maigreur avec desséchement (226), *sans atonie, sans expectoration, sans fievre hectique.*

212. RICKETS. Maigreur des chairs, accompagnée du gonflement des articulations & de la tête, & très-souvent de la fléxibilité des os.

II. *ENFLURES.*

213. CORPULENCE. Enflure universelle causée par le trop de graisse.

214. LEUCOPHLEGMATIE. Enflure emphysémateuse (228) du *corps.*

215. ANASARQUE. Enflure œdémateuse (229) du *corps.*

216. HYDROCE- *Capitis* oedematosa
PHALUS. (229) intumescentia,
hiantibus suturis cra-
nii.

217. ASCITES. *Abdominis* oedematosa
(229) intumescentia.

218. HYPOSAR- *Abdominis* nodosa in-
CA. tumescentia.

219. TYMPA- *Abdominis* flatulenta
NITES. (165) intumescentia,
constans, sonora.

220. GRAVIDI- *Abdominis* a foetu in-
TAS. tumescentia nimia.

III. *DECOLORES.*

221. CACHE- *Pallor* corporis oede-
XIA. matosus, (229), cum
debilitate, moerore.

222. CHLORO- *Viridi*-cinereus color
SIS. faciei femineae cum
citta (78).

223. SCORBU- *Opacitas* faciei cum
TUS. anorexia (116), lassi-

216. HYDRO- CÉPHALE. Enflure œdémateuse (229) de la *tête*, accompagnée de l'écartement des sutures du crâne.

217. ASCITE. Enflure œdémateuse (229) du bas-ventre.

218. HYPOSAR- QUE. Enflure noueuse du *bas-ventre.*

219. TYMPA- NITE. Enflure flatueuse (165), constante, sonore du *bas-ventre.*

220. GROSSESSE. Enflure excessive du *bas-ventre*, causée par la présence d'un fœtus dans la matrice.

III. *COULEURS DÉPRAVÉES.*

221. CACHE- XIE. *Pâleur* œdémateuse (229) du corps, accompagnée de foiblesse, de tristesse.

222. CHLO- ROSE. Couleur cendrée & verdâtre du visage, accompagnée d'un goût dépravé (78); *maladie du sexe.*

223. SCORBUT. *Opacité* du visage, accompagnée d'anore-

tudine (21) matutina, ftomacace (175), labario (309).

224 ICTERUS. *Flavedo* corporis cum urina luteo-tinctoria, fæcibus albidis. (*Obftipatio bilis*).

225. PLETHO-RA. *Rubedo* corporis à diftentis vafis fanguineis cum dyfpnœa (160).

Hydropis nomine veniunt anafarca (215), *afcites* (217), *hypofarca* (218), *hydrocephalus* (216), *œdema* (229) & *tympanites* (219).

xie (116), de laſſi-
tude (21) le matin,
d'affection ſcorbuti-
que de la bouche
(175), de la vacilla-
tion des dents dans
leurs alvéoles (309).

224. ICTERE. *Couleur* jaune du corps,
urines jaunâtres, ma-
tieres fécales blanchâ-
tres. (*Arrêts de la bile
dans ſes conduits*).

225. PLÉTHO-
RE. *Rougeur* du corps cauſée par la diſtenſion
des vaiſſeaux ſan-
guins, & accompa-
gnée de dyſpnée,
(160).

Sous le nom d'*hydropiſie*, on comprend l'*anaſarque* (215), l'*aſcite* (217), l'*hypoſarque* (218),
l'*hydrocéphale* (216), l'*œdeme* (229) & la *tympanite* (219).

XI. VITIA.

I. *HUMORALIA.*

226. ARIDURA. Pars exſucca, emar-
cida, exantlatis humo-
ribus, indolens.

227. DIGITIUM. *Articuli* exſiccatio fria-
bilis occulta.

Digiti marcor dolore
periodico intenſiſſi-
mo.

228. EMPHY-   *Flatus* intra tunicam
SEMA.   celluloſam partis.

Tumor elaſticus, con-
color, ſubdiaphanus,
indolens.

229. ŒDEMA. *Lympha* ſtagnans intra
tunicam celluloſam
partis.
Tumor digito premente

XI. VICES.

I. *HUMORAUX.*

226. DESSÉ-CHEMENT. Partie privée de suc nourricier, extrêmement maigre, indolente.

227. DIGITIE. Desséchement de l'*articulation* d'un doigt, l'os ne paroissant pas rongé, mais friable.

Maigreur du doigt, accompagnée d'une douleur périodique très-aiguë.

228. EMPHYSEME. *Vents* répandus dans le tissu cellulaire d'une partie.

Tumeur élastique, un peu transparente, indolente, de même couleur que la peau.

229. ŒDEME. Stagnation de la *lymphe* dans le tissu cellulaire d'une partie.

Tumeur indolente,

foveolam admittens,
concolor, vesperti-
nus, indolens, par-
tis.

230. SUGILLA-　　*Cruor* effusus in tuni-
TIO.　　　　　　cam cellulosam.

Tumor obsoletus, la-
tus, luridus.
231. INFLAM-　　*Sanguis* obstructus in
MATIO.　　　　vasis.
Tumor tensus, calidus,
ruber, pulsans, do-
lens.

232. ABSCES-　　Inflammatio suppurata,
SUS.　　　　　in *pus* collecta.

Tumor mollis, æqua-
lis, pruriens.

233. GANGRÆ-　　Inflammatio seu suppu-
NA.　　　　　　ratio suffocata, *mortua* serpens in tunica
cellulosa.

conſervant quelque temps l'impreſſion du doigt, paroiſſant principalement le ſoir, ſans changement de couleur à la peau.

230. ECHYMO-
SE.
Epanchement de *ſang* dans le tiſſu cellulaire.

Tumeur livide, étendue.

231. INFLAM-
MATION.
Arrêt du *ſang* dans les vaiſſeaux.

Tumeur accompagnée de tenſion, de chaleur, de rougeur, de pulſation, de douleur.

232. ABCÈS.
Collection de *pus* provenant d'une inflammation (231) qui a ſuppuré.

Tumeur molle, égale, accompagnée de prurit.

233. GANGRE-
NE.
Inflammation terminée par la mort de la partie enflammée, faiſant de proche en pro-

Cutis livens, molliuscula, putris cum vesiculis sub epidermide, serpente vitio, margine subinflammato, subardente.

234. SPHACELUS. *Gangræna* (233) omnium solidorum partis.
Mortificatio putrida ad ossa penetrans, indolens, properans.

II. *DIALYTICA.*

(*SOLUTIONES CONTINUI*).

235. FRACTURA. *Ossis* solutio citra substantiæ dissolutionem.

che des progrès dans
la tunique cellulaire.

Peau livide , molle ,
exhalant une odeur
fétide , couverte de
véſicules , formées
par l'élévation de l'é-
piderme , infeſtant les
parties voiſines, ayant
ſes bords un peu en-
flammés & légére-
ment chauds.

234.SPHACELE. *Gangrene* (233) de tout
le parenchyme d'une
partie.

Mortification putride ,
pénétrant juſqu'aux
os , n'excitant aucune
douleur , faiſant des
progrès rapides.

II. *DIALYTIQUES.*

(*SOLUTIONS DE CONTINUITÉ*).

235.FRACTURE.Solution de continuité
dans une *partie oſ-
ſeuſe* ſans décompo-
ſition de ſubſtance.

236. LUXA-   *Geniculi* solutio citra
TURA.   substantiæ dissolutio-
                   nem.

237. RUPTURA. *Tendinis* solutio citra
                   substantiæ dissolutio-
                   nem.

238. CONTU-   *Fibrarum* solutio citra
SURA.   substantiæ dissolutio-
                   nem.

239. PROFUSIO. *Sanguinis* effluxus co-
                   piosus è substantiæ
                   dissolutione.

240. VULNUS. Substantiæ   dissolutio
                   partis mollis, hians,
                   cruenta.

241. AMPUTA- Vulnus   *detruncatione*
TURA.   partis totalis factum.

242. LACERA- Vulnus fibrarum cutis-
TURA.   que *laceratione* fac-
                   tum.

243. PUNCTU- Vulnus *tendinis* punc-
RA.   tione factum.

236. L U X A-
TION. Solution de contiguité
des *parties offeuses*,
fans décompofition de
fubftance.

237. RUPTURE. Solution de continuité
dans une partie *ten-
dineufe*, fans décom-
pofition de fubftance.

238. CONTU-
SION. Meurtriffure des *fibres*
fans décompofition de
fubftance.

239. PROFU-
SION. Ecoulement abondant
de *fang*, occafionné
par l'érofion des vaif-
feaux.

240. PLAIE. Solution de continuité
dans les parties mol-
les, accompagnée de
faignement & de l'é-
cartement des bords.

241. AMPUTA-
TION. Plaie produite par la
féparation totale d'un
membre ou d'une par-
tie, d'avec le refte du
corps.

242. DÉCHI-
RURE. Plaie produite par le
déchirement des fi-
bres & de la peau.

243. PIQÛRE. Plaie produite par la

Y v

244. MORSURA. Vulnus punctum armis animalium *venenatis*.

245. COMBUS-TURA. Vulnus *igne* factum, inducta escharra (280).

246. EXCORIA-TURA. *Cutis* remota à carnibus vivis.

247. INTER-TRIGO. *Cuticulæ* erosio madens dolensque.

248. RHAGAS. *Fissura* cutis arida.

III. *EXULCERATIONES.*

(*SUPPURATIONES APERTÆ*).

249. ULCUS. Vulnus *suppuratum* partis carnosæ.

250. CACOE-THES. Ulcus *superficiale* serpens, manans, perenne.

251. NOMA. Ulcus carnes integumentaque depascens, cicatricem inducens.

ponction d'un ten-
don.

244. MORSURE. Plaie produite par les
armes venimeuses des
animaux.

245. BRULURE. Plaie produite par le
feu, escarre (280).

246. EXCORIA-
TION.
Séparation de la *peau*
d'avec les chairs vi-
ves.

247. ECOR-
CHURE.
Erosion humide & dou-
loureuse de l'*épider-
me*.

248. GERÇURE. *Fissure* seche de la
peau.

III. *EXULCÉRATIONS.*

(*SUPPURATIONS OUVERTES*).

249. ULCERE. Plaie *suppurante* d'une
partie charnue.

250. CACOE-
THE.
Ulcere *superficiel*, s'é-
tendant de proche en
proche, humide, ré-
sistant à tous les re-
medes.

251. NOME. Ulcere rongeant les
chairs & les tégumens,
parvenant à cicatrice.

252. CARCINO-MA. Ulcus *scirrhi* (283) suppurati.

Ulcus putridum, serpens, vasis tumidis radicatum, periodicè dolens.

253. OZÆNA. Ulcus intra antrum *Highmori.*

Ulcus occultum è naribus fœtens.

254. FISTULA. Ulcus cortice *calloso-vaginatum.*

Ulcus sinuoso - penetrans intus cortice obtectum, ore angustatum.

255. CARIES. Ulcus *ossis* separato periostio.

Ulcus connivens, cum raris punctionibus indolens, sanie passim nigrâ se prodens.

252. CARCI- Ulcere d'un *squirre* (283)
NOME.   qui suppure.

Ulcere putride, s'étendant de proche en proche, environné de tumeurs variqueuses noires, excitant des douleurs périodiques.

253. OZENE. Ulcere ayant son siege dans l'antre d'*High-more*.

Ulcere occulte, exhalant une odeur fétide par les narines.

254. FISTULE. Ulcere formant des sinuosités, ayant ses parois calleuses, & son orifice plus étroit que son fond.

255. CARIE. Ulcere d'un *os* dépouillé de son périoste.

Cavités ulcérées dans une substance osseuse, qui paroît vermoulue, & d'où s'écoule une matiere ichoreuse fétide, très-souvent noirâtre; point de douleur.

556. ARTHRO-   Ulcus *medullæ* cum offis
CACE.   carie (255).

Ulcus malignum, tu-
mens, dolore ofto-
copo (61).

257. COCYTA.   Animalculum venena-
tum intra partem re-
ceptum.
Partis ftigma dolore fu-
riofo.

258. PARONY-   Serum corruptum fub
CHIA.   *tendinibus* perioftio-
que.

Partis rubor dolentiffimus, os deftruens.

259. PERNIO.   Partis uftio *gelu* facta.

Pars albo-cærulefcens,
tempeftatibus recru-
defcens, fæpe exul-
cerans.

256. EPINE VENTEUSE. Ulcere de la *moelle* des os, accompagné de carie (255).

Ulcere malin, avec exoftofe & douleur oftéocope (61).

257. COCYTE. Animalcule venimeux, niché dans une partie du corps.

Stigmate d'une partie, accompagnée d'une douleur des plus aiguës.

258. PARONY-CHIE. Stagnation d'une férofité corrompue fous les *tendons* ou fous le périofte.

Rougeur d'une partie accompagnée d'une douleur très-aiguë, & de la corruption de l'os.

259. ENGELU-RE. Inflammation d'une partie, caufée par la *gelée*.

Couleur bleuâtre d'une partie, accompagnée de douleur ou de dé-mangeaifon, qui aug-

260. PRESSURA. Digiti   inflammatio ,
(231) à *frigore*, in ca-
fum unguis tendens.

Inflammatio digiti cir-
cum ungues in fuppu-
rationem vergens.

261. ARCTURA. *Unguis* curvatura lateralis cutem fecans.
Inflammatio digiti cum
ulceratione laterali un-
guis.

IV. *SCABIES*. * *Multiplicativa.*

262. LEPRA. *Puftulæ* (274) efcharra
(280) ficca colorata ,
cum *nodis* immerfis ,
mobilibus, indolenti-
bus, fufcis, rhagadi-
bufque (248).

263. TINEA. *Puftulæ* (274) *capillitii*
ficcæ, efcharra (280)
albo-flavefcente, *piliſ*

mente dans les temps froids, & qui eſt ſouvent ſuivie d'exulcération.

260. PRESSURE. Inflammation (231) du doigt, cauſée par le *froid*, faiſant tomber l'ongle.

Eſpece de *phlegmon*, qui naît à la racine de l'ongle, & qui tend à la ſuppuration.

261. ARCTURE. Inflammation du doigt, accompagnée d'une ulcération latérale, produite par l'ongle qui coupe latéralement la peau.

IV. *MALADIES CUTANÉES.*

262. LEPRE. *Puſtules* (274), eſcarre (280) ſeche, colorée, avec des nodus enfoncés, mobiles, indolens, noirâtres, & des gerçures (248).

263. TEIGNE. *Puſtules* (274) ſeches de la partie chevelue de la tête, eſcarre

que abbreviatis erectis
buboſo-radicatis.

264. ACHOR. *Puſtulæ* (274) exulce-
rantes, manantes com-
muni pinguedinoſo.

265. PSORA. *Puſtulæ* (274) ichoro-
ſæ, eſcharoticæ (280),
noctu imprimis pruri-
ginoſæ (64).

266. LIPPITU- *Puſtulæ* (274) exco-
DO. riantes *palpebrarum*
margines.

267. SERPIGO. *Puſtulæ* (274) ſiccæ,
obſoletæ, ſerpentes,
ſubfarinaceo - deſqua-
mantes.

268. HERPES. *Puſtulæ* (274) eſcharoticæ (280), baſi com-
muni eryſipelacea
(10).

269. VARUS. *Puſtulæ* (274) *glandu-*
larum ſebacearum ru-
bræ, diſperſæ, chro-
nicæ.

270. BACCHIA. *Vari* (169) *faciei* cum

(280) d'un blanc jau-
nâtre, cheveux rac-
courcis, érigés, bul-
beux à leurs racines.

264. ACHORE. *Puſtules* (274) ulcé-
reuſes, d'où s'écoule
une matiere graſſe.

265. GALE. *Puſtules* (274) icho-
reuſes, eſcarotiques
(280), accompagnées
de démangeaiſon (64)
ſur-tout la nuit.

266. CHASSIE. *Puſtules* (274) qui ex-
corient les bords des
paupieres.

267. SERPIGO. *Puſtules* (274) ſeches,
livides, ſe communi-
quant aux parties voi-
ſines, tombant par
petites écailles.

268. HERPE. *Puſtules* (274) eſcarotiques (280), dont
la baſe commune eſt
éryſipélateuſe (10).

269. BOUR-   *Puſtules* (274) rouges,
GEON.   diſſéminées, chroniques, des glandes ſé-
bacées.

270. BACCHIE. *Bourgeons* (169), du

nodis maculifque co-
loratis chronicis.

** *Simplex.*

271. B U B O. *Glandula conglomerata*
inflammata, in fuppu-
rationem tendens.

272. A N T H R A X. *Glandula fubcutanea* inflammata, in fuppu-
rationem malignam
vergens.

Tumor rotundus, ery-
fipelaceus (10), im-
merfus, dolentiffimus,
fuppurandus apice
acuto, puftula puri-
fera.

273. P H L Y C-   *Veficula* ferofa, diften-
T Æ N A.   ta, pellucida, bafi inflammata, rupta do-
lens.

274. P U S T U L A. *Veficula* purulenta, tur-
gens, dehifcens pure.

275. P A P U L A. *Tuberculum* farctum, co-
loratum, inflamma-
tum, vix fuppuran-
dum.

visage, avec des no-
dus & des taches co-
lorées très-opiniâtres.

271. BUBON. Inflammation d'une *glande conglomérée*, tendant à suppuration.

272. CHARBON. Inflammation d'une *glande sous - cutanée*, tendant à une suppuration maligne.

Tumeur ronde érysipé-
lateuse (10), enfon-
cée, très-douloureuse, suppurant à sa pointe, où se forme une pustule remplie de pus.

273. PHLYC-
TENÉ. *Vésicule* séreuse, dis-
tendue, transparente, enflammée à sa base, douloureuse quand elle s'ouvre.

274. PUSTULE. *Vésicule* purulente, qui s'ouvre rongée par le pus.

275. PAPULE. *Tubercule* farci, co-
loré, enflammé, sup-
purant très - difficile-
ment.

276. HORDEO- *Tuberculum* cysticosum,
LUM.   ovatum, in limbo pal-
         pebrarum, suppurans
         saepius apice.

277. VERRUCA. *Papilla* nervea intumes-
         cens, indurata.
         Papula durior, scabra,
         sicca, indolens.
278. CLAVUS. *Verruca* (277) callosa,
         in tendinibus radicata,
         basi sensibilis.

279. MYRME- *Verruca* (277) madida,
   CIUM.   mollis, denudata.
280. ESCHARA. *Crusta* mortua, ab hu-
         moribus extravasatis
         coagmentata, deci-
         dua.

V. *TUMORES*

PROTUBERANTES.

281. ANEVRIS- *Arteriae* dilatatio.
   MA.   Tumor mollis, pul-
         sans, concolor, ro-
         tundatus.

276. ORGÉO- *Tubercule* cystique, ovale, situé au bord
LET.   des paupieres, sup-
    purant le plus souvent
    à sa pointe.

277. VERRUE. *Papille* nerveuse gon-
    flée, endurcie.
    Papule dure, inégale,
    seche, indolente.

278. CORS DES *Verrue* (277) calleuse,
PIEDS.   adhérente aux ten-
    dons, sensible à sa
    base.

279. MYRMÉ- *Verrue* (277) humide,
CIE.   molle, nue.

280. ESCARRE. *Croûte* morte, formée
    par l'extravasation des
    humeurs, tombant
    d'elle-même.

V. *TUMEURS,*

OU PROTUBÉRANCES.

281. ANÉVRIS- Dilatation d'une *artere.*
ME.   Tumeur molle, ronde,
    accompagnée de pul-
    sation, sans change-
    ment de couleur à la
    peau.

282. VARIX.   *Venæ* dilatatio.
Tumor mollis, quief-
cens, concolor, ro-
tundatus.

283. S C I R-   *Glandula* indurata.
RHUS.   Nodus durus, afper,
concolor, indolens,
rotundatus, preffione
infenfilis.

284. STRUMA.   *Glandula* infarcta.
Nodus indolens, foli-
diufculus, preffione
obtufe fentiens.

285. ATHERO-   Tumor tunicatus, ro-
MA.   tundatus, mobilis,
molliufculus, indo-
lens, abfque cyftide.

286. ANCHY-   Tumor *geniculorum*, li-
LOSIS.   gamenti capfulæque
tenfione expreffa fy-
novia.

Tumor ad genicula,
mollis, pulpofus, con-
color.

282.

282. VARICE. Dilatation d'une *veine*. Tumeur molle, ronde, de même couleur que la peau, exempte de pulfation.

283. SQUIRRE. *Glande* endurcie. Nodus inégal, dur, de même couleur que la peau, indolent, rond, infenfible quand on le preffe.

284. ECROUELLE. *Glande* engorgée. Nodus indolent, peu dur, éprouvant une fenfation obfcure, quand on le preffe.

285. ATHÉ-ROME. Tumeur enfermée dans une tunique, ronde, mobile, un peu molle, indolente, fans kifte.

286. ANCHY-LOSE. Tumeur des *articulations*, produite par la fynovie qui diftend les ligamens & les capfules articulaires. Tumeur molle, pulpeufe des articulations, fans changement de couleur à la peau.

287. GANGLION. Tumor *tendinibus* innatus, ovatus, mobilis, pulposus, indolens.

288. NATTA. Tumor tunicatus, musculis irradicatus, eminens, pulposus, indolens.

289. SPINOLA. Tumor supra *vertebras lumborum* mollis, exiguus, vertebrarum processibus dehiscentibus.

290. EXOSTOSIS. Tumor durus ex *osse* prominente enatus.

VI. *PROCIDENTIÆ.*

291. HERNIA. *Inteſtini* obtecti ultrà propriam sedem protrusio.

292. PROLAPSUS. *Viſcus* nudum relaxatum, elongato-propendens ultrà proprium locum.

287. GANGLION. Tumeur adhérente aux *tendons*, ovale, mobile, pulpeuse, indolente.

288. NATTE. Tumeur enfermée dans une tunique, adhérente aux muscles, éminente, pulpeuse, indolente.

289. SPINOLE. Tumeur molle, peu volumineuse, située sur les *vertebres lombaires*, accompagnée de leur écartement.

290. EXOS-TOSE. Tumeur dure, formée par l'excroissance d'une *partie osseuse*.

VI. DÉPLACEMENS

DES PARTIES MOLLES.

291. HERNIE. Déplacement d'un *intestin*, faisant saillie sous les tégumens.

292. CHUTE. Déplacement d'un *viscere* nud, relâché, allongé.

293. CONDY- *Tunica interior* relaxata,
LOMA. gibba.

294. SARCOMA. *Caro nuda* enata è vivo
vulnere.

295. PTERY- *Cuticula* excrefcens è
GIUM. cantho oculi, fuper-
ficiem ejus obtegens.

296. ECTRO- *Palpebra* inferior refu-
PIUM. pinato-inverfa.

297. PHIMOSIS. *Præputii* intumefcentia
inflammata, glandem
denudans incarce-
ranfve.

298. CLITORIS- *Clitoridis* intumefcentia
MUS. extra finum pudoris.

VII. *DEFORMATIONES.*

299. CONTRAC- *Geniculorum* fixatio ri-
TURA. gida.

300. GIBBER. *Thoracis* dilatatio pro-
minens.

301. LORDO- *Offium* incurvatio.
SIS.

302. DISTOR- *Offium* ad latus non na-
TIO. turale flexio.

293. CONDY-LOME. *Tunique intérieure* relâchée, formant une espece de bourlet.

294. SARCOME. *Chair nue* s'élevant d'une plaie vive.

295. ONGLET. Excroiffance *membraneufe*, qui s'étend en forme d'aile depuis un angle de l'œil vers la cornée.

296. ERAILLE-MENT. Renverfement de la *paupiere* inférieure.

297. PHYMO-SIS. Tumeur inflammatoire du *prépuce*, qui met le gland à découvert ou qui le tient emprifonné.

298. CLITO-RISME. Gonflement du clitoris faifant faillie en dehors.

VII. *DÉFORMATIONS.*

299. CONTRAC-TURE. Rigidité & roideur des *articulations.*

300. BOSSE. Saillie défectueufe des os de la *poitrine.*

301. LORDOSE. Courbure des *os.*

302. ENTORSE. *Os* écarté de fa fituation naturelle.

303. TORTURA. *Oris* ad latus flexio.

304. STRABIS-　*Oculi* diftorti & inæ-
　MUS.　　　qualiter moti.

305. LAGOPH-　*Oculi* furfum vifio, pal-
　THALMIA.　pebra fuperiore abbre-
　　　　　　viata.

306. NYCTA-　*Oculi* vifus nocturnus.
　LOPIA.

307. PRESBY-　*Oculi* vifus remotus.
　TIA.

308. MYOPIA.　*Oculi* vifus approxima-
　　　　　　tus.

309. L A B A-　*Dentes* vacillantes in
　R I U M.　　fuis alveolis.

310. LAGOS-　*Labium* fuperius oris
　TOMA.　　fiffum.

311. APELLA.　*Præputii* abbreviatio
　　　　　　abfque inflammatione.

312. ATRETA.　*Meatus* corporis imper-
　　　　　　foratus.

313. PLICA.　*Capillorum* contortupli-
　　　　　　catio indiffolubilis.

314. HIRSU-　*Pili* copiofiores longio-
　TIES.　　　refque.

303. DISTOR-SION DE LA BOUCHE. Rétraction des com-miſſures des *levres* vers l'un des côtés de la face.

304. STRABIS-ME. Diſtorſion & mouve-ment inégal des *yeux*.

305. LAGOPH-THALMIE. Raccourciſſement de la paupiere ſupérieure, qui eſt cauſe que l'œil reſte ouvert.

306. NYCTA-LOPIE. Vue nocturne.

307. PRESBY-TIE. Vue éloignée.

308. MYOPIE. Vue rapprochée.

309. LABARIE. Vacillation des *dents* dans leurs alvéoles.

310. LAGOSTO-ME. Fiſſure de la *levre* ſu-périeure.

311. APELLE. Raccourciſſement du *prépuce* ſans inflam-mation.

312. ATRETE. Imperforation des *con-duits* extérieurs du corps.

313. PLIQUE. Entortillement indiſſo-luble des *cheveux*.

314. HÉRISSE-MENT. *Cheveux* longs, co-pieux, roides.

315. ALOPECIA. *Pilorum* defluvium.
316. TRICHIASIS. *Ciliorum* diftortio.

VIII. *MACULÆ.*

317. CICATRIX. *Callus* replens ulcera-
tiones confolidatas.
318. NÆVUS. Macula quæcumque
congenita.

319. MOR-
PHŒA. Macula *alba*, depreffa,
lata.
320. VIBEX. Lineæ *fanguinicolores*
fub cuticula.
321. SUDAMEN. Maculæ *rubræ*, pulica-
res, glabræ, pungen-
tes, evanefcentes.

322 MELASMA. Macula *cærulefcens* in
parte tecta.
323. HEPATI-
SON. Macula *grifea*, fubaf-
pera, pruriens.

324. LENTIGO. Maculæ *grifeæ*, confluentes, infenfiles.
325. EPHELIS. Color *fufcus* partis in-
folatæ.

315. ALOPÉCIE. Chute des *cheveux*.
316. TRICHIASE. Distorsion des *cils*.

VIII. *TACHES*.

317. CICATRI- *Cal* ouvrant les ulcé-
    CE.   rations consolidées.
318. ENVIE. Tache quelconque,
            qu'on apporte en naiſ-
            ſant.
319. MORPHÉE. Tache *blanche*, dépri-
            mée, large.
320. MARQUES Lignes de *couleur de*
    POURPRÉES. *ſang* ſous l'épiderme.
321. ÉCHAU- Taches *rouges* ſembla-
    BOULURES. bles à des morſures
            de puces, exemptes
            d'aſpérités, pongiti-
            ves, diſparoiſſant d'el-
            les-mêmes.
322. MÉLASME. Tache *bleuâtre* d'une
            partie couverte.
323. HÉPATI- Tache *griſe*, accom-
    SON. pagnée de prurit &
            de quelques aſpérités.
324. LENTIL- Taches griſes, con-
    LES. fluentes, inſenſibles.
325. EPHÉLIDE. Taches *rouſſes* d'une
            partie qui a été ex-
            poſée au ſoleil.

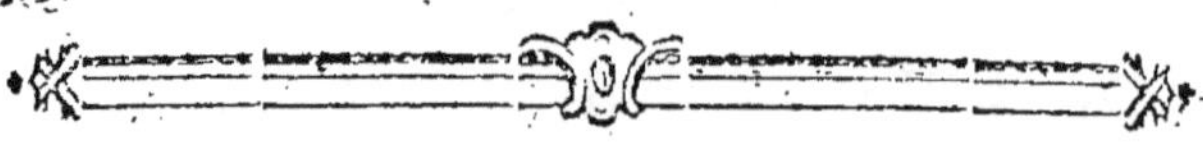

THEORIA.

1. CORPUS vivum conftat *medullari* cerebrofo, & *corticali* folido fluidoque.

2. Vita fentiens movenfque fidet in medullari primordiali, continuato, multiplicativo.

3. Medullare arctè cuftoditum, nervis expanfis tentaculatum, fabricat fuum corticale folidum è fluidis vegetabilium, & fluida hæc viciffim per folida præparat.

4. Medullare hoc *nutritur* tenuiffimo fpirituofo liquido corticali, fed *flagrat* electrico pulmonibus haufto.

5. Medullare fentiens fe pandit ad *gratum* falutare, & mo-

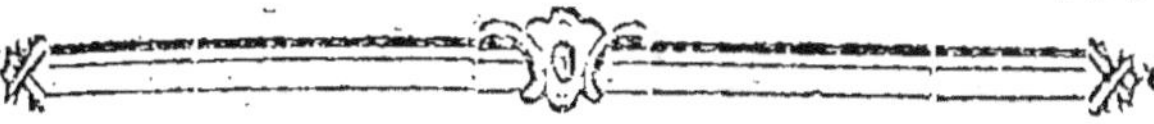

THÉORIE.

1. **L**E corps humain vivant est composé de deux substances, l'une *médullaire* nerveuse, l'autre *corticale*, soit solide, soit fluide.

2. La vie sensitive & motrice réside dans la substance médullaire primordiale, qui s'étend & se divise dans tout le corps.

3. La substance médullaire, enveloppée d'une double membrane, & étendue jusqu'aux extrémités du corps par le moyen des nerfs, fabrique son solide cortical des parties fluides des végétaux, ou lesquels fluides sont eux-mêmes préparés par l'action des vaisseaux.

4. Cette substance médullaire est *entretenue* par le fluide cortical le plus subtil & le plus atténué, & est *mise en mouvement* par le fluide électrique que le poumon absorbe.

5. La substance médullaire sensitive se porte vers les objets agréables & salutaires, & la substance motrice s'é-

vens se retrahit ad *ingratum* noxium.

6. Fluidum corticale, è quo solida, solvitur destruiturque *acidis* aut *putridis*, utrisque multiplicativis. Sic vitiatur sanguis putrido, serum acido.

7. His dum resistit sentiens movens, oriuntur febres : *criticæ* ab acescente, *phlogisticæ* à putrescente, at *exanthematicæ* à vivo, peregrino multiplicabili.

8. Fluidorum nociva ingrata eliminare studet vita per vias naturales & artificiales, & quo hæc periculosiora, eo citius ; per datam sic portam simul ejicit quævis impura ; sed duas portas si-

loigne de ceux qui font défagréables & nuifibles.

6. Le fluide cortical, dont les parties folides du corps font formées, fe diffout & fe détruit par l'action des particules *acides* ou *putrides*, lefquelles, comme autant de levains, ont la propriété de fe multiplier. C'eft ainfi que la putridité attaque le fang, & que l'acidité vicie la férofité.

7. La réfiftance que le principe fenfitif & moteur oppofe à l'action de ces levains deftructeurs, fait naître les différentes efpeces de fievres, lefquelles font ou *critiques*, lorfque la matiere morbifique eft *acefcente*; ou *inflammatoires*, lorfqu'elle tend à la putréfaction; ou *éruptives*, lorfqu'elle eft un germe inné, ou un miafme répandu dans l'atmofphere, & fe communiquant par contagion.

8. La nature s'efforce de chaffer hors du corps par des voies foit naturelles foit artificielles, les parties nuifibles & incommodes des fluides. Ses efforts font d'autant plus prompts, que la matiere morbifique menace la vie d'un plus grand danger. Elle n'ouvre le plus fouvent qu'une feule iffue, ne pou-

mul apertas non facilè admittit, ne exhauriatur (*a*).

9. Quidquid præcipuè adver-fum sentit, præcipuè curat vel minora majoribus adsociat (*b*), ut tota se his opponat.

10. Corticale solidum deteri-tur vitiaturque quotidie, adeoque quotidie reparandum; reparatur autem *diæta*, eaque multiplici: ab appropriata benè, ab erronea perversè, unde defectus, *morbi* dicti.

11. Morbi tolluntur contrariâ cauffâ (*c*); hanc ut citius natura obtineat, toxica misceantur in-gerendis *medicamenta* dicta.

(*a*) Evacuationes duæ simul & semel pof-funt vix stare.
(*b*) Dolor dolorem trahit.
(*c*) Morbi morbis curantur.

vant que très-difficilement supporter deux voies ouvertes en même temps, ce qui pourroit l'épuiser (*a*).

9. Plus une affection est dangereuse & forte, plus le principe de la vie fait d'effort pour la combattre, ou il réunit ses forces particulieres à ses forces générales, pour s'opposer plus puissamment (*b*).

10. Le solide cortical se viciant & se détruisant chaque jour, a besoin chaque jour de réparation. Il se répare par le moyen de la *diete*, laquelle est de plusieurs sortes ; lorsqu'elle est bien appropriée, elle entretient la vigueur de la santé, & fait naître, lorsqu'elle est nuisible, les dérangemens de l'économie animale, auxquels on donne le nom de *maladies*.

11. Les maladies se guérissent par leurs contraires (*c*); la nature, pour en obtenir plus promptement la guérison, a souvent besoin d'être aidée par l'action des substances étrangeres à sa

---

(*a*) Deux évacuations ne peuvent gueres subsister à la fois.

(*b*) La douleur entraîne la douleur.

(*c*) Les maladies se guérissent par les maladies.

12. Contraria hæc ex *sapidis* in fluida solidaque , & ex *olidis* in medullare agentibus dignoscenda sunt : è contrariis itaque saporibus & odoribus primaria medicamenta eruenda ; in his itaque *clavis Materiæ Medicæ.*

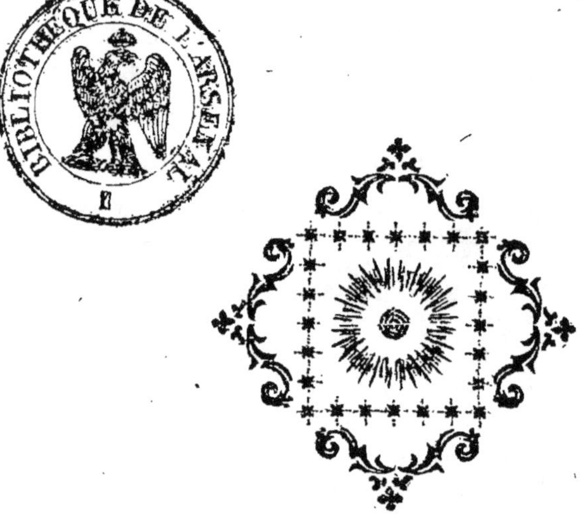

conftitution, qu'on fait prendre intérieurement fous le nom de *médicamens*.

12. Ces remedes font ou des fubftances *favoureufes* qui agiffent fur les
parties folides & fluides, ou des fubftances *odorantes* qui exercent leur action fur la fubftance médullaire : c'eft
donc des faveurs & des odeurs contraires aux maladies que la Médecine
tire fes principaux remedes ; c'eft là
la bafe de la Matiere Médicale.

QUALITATES

MEDICAMENTORUM.

I. SAPIDA.

Agunt in *corticale* vitale:

In *fluidis.*   In *folidis.*

1. Aquosa. Mundificantia, Humectantia.
   Abforbentia,   Exficcantia   Sicca. 1.

2. Acida.   Refrigerantia, Attenuantia.
   Balfamica,   Tonica   Amara. 2.

3. Dulcia.   Edulcorantia, Impinguantia.
   Incidentia,   Corrodentia   Acria. 3.

4. Viscosa. Invifcantia,   Lubricantia.
   Penetrantia,   Abftergentia   Salsa. 4.

5. Pinguia. Obtundentia, Emollientia.
   Infpiffantia,   Adftringentia   Stiptica. 5.

II. OLIDA.

Agunt in *medullare* animatum.

Senfum *excitant*   Aromatica, *fopiunt* Virosa.

Motum *fpafticant* Orgastica, *evacuant* Nauseosa.

Judicium *acuunt*   Spirituosa, *confundunt* Tetra.

Libidinem *provocant* Ambrosiaca, *fuffocant* Hircina.

QUALITÉS
DES MÉDICAMENS.

I. *MÉDICAMENS SAVOUREUX.*

Ils agissent sur la substance corticale vitale.

	Dans les fluides.	*Dans les solides.*	
1. AQUEUX.	Mondificatifs,	Humectans.	
	Absorbans,	Dessicatifs	SECS. 1.
2. ACIDES.	Rafraîchissans,	Atténuans.	
	Balsamiques,	Toniques	AMERS. 2.
3. DOUX.	Edulcorans,	Engraissans.	
	Incisifs,	Corrosifs	ACRES. 3.
4. VISQUEUX.	Aglutinans,	Lubréfians.	
	Pénétrans,	Détersifs	SALÉS. 4.
5. ONCTUEUX.	Emoussans,	Emolliens.	
	Epaississans,	Astringens	STIPTIQUES. 5.

II. *MÉDICAMENS ODORANS.*

Ils agissent sur la substance médullaire animée.

Les AROMATIQUES excitent le sentiment,

Les FÉTIDES l'engourdissent.

Les ORGASTIQUES accélerent le mouvement,

Les NAUSEUX le diminuent.

Les SPIRITUEUX aiguisent le jugement,

Les DÉLÉTERES l'anéantissent.

Les APHRODISIAQUES ou Les AMBROSIAQUES animent l'ardeur vénérienne,

Les PUANTS l'éteignent.

INDEX.

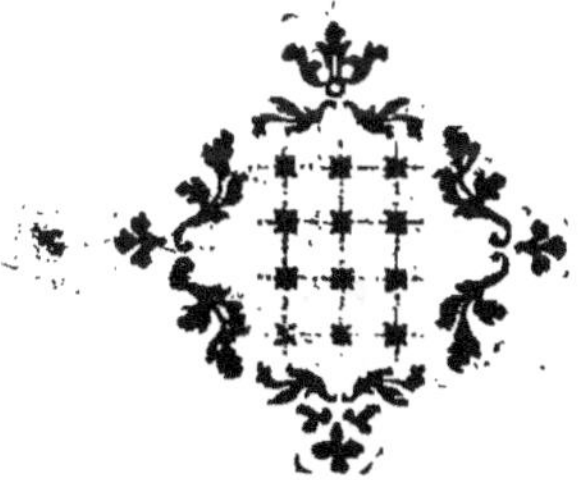

Aa ij

APPROBATION.

J'AI lu par ordre de Monseigneur le Vice-Chancelier un Manuscrit qui a pour titre : *Nosologie Méthodique, ou Distribution des maladies selon leurs classes, leurs genres & leurs especes, par M. François Boissier de Sauvages, &c.* Je n'ai rien trouvé dans cette Traduction qui ne soit conforme à l'original, ni qui pût en empêcher l'impression. A Paris ce 15 Février 1766.

Signé POISSONNIER.

PRIVILEGE DU ROI.

LOUIS, PAR LA GRACE DE DIEU, ROI DE FRANCE ET DE NAVARRE : A nos amés & féaux Conseillers, les Gens tenant nos Cours de Parlement, Maîtres des Requêtes ordinaires de notre Hôtel, Grand Conseil, Prévôt de Paris, Baillis, Sénéchaux, leurs Lieutenans Civils & autres nos Justiciers qu'il appartiendra : SALUT. Notre amé JEAN-MARIE BRUYSET, Libraire à Lyon, Nous a fait exposer qu'il désireroit faire imprimer & donner au Public un Ouvrage qui a pour titre : *Nosologie Méthodique, ou Distribution des maladies selon leurs classes, &c.* par M. *François Boissier de Sauvages*, &c. s'il Nous plaisoit lui accorder nos Lettres de

Privilege pour ce nécessaires. A CES CAUSES,
voulant favorablement traiter l'Exposant,
Nous lui avons permis & permettons par
ces Présentes, de faire imprimer ledit Ouvrage
autant de fois que bon lui semblera, & de le
vendre, faire vendre & débiter par tout notre
Royaume pendant le temps de quinze années
consécutives, à compter du jour de la date
des Présentes : FAISONS défenses à tous
Imprimeurs, Libraires, & autres personnes
de quelque qualité & condition qu'elles soient,
d'en introduire d'impression étrangere dans
aucun lieu de notre obéissance : comme aussi
d'imprimer, faire imprimer, vendre, faire
vendre, débiter, ni contrefaire ledit Ouvrage, ni d'en faire aucun extrait, sous quelque prétexte que ce puisse être, sans la per-
mission expresse & par écrit dudit Exposant
ou de ceux qui auront droit de lui, à peine de
confiscation des Exemplaires contrefaits, de
trois mille livres d'amende contre chacun des
contrevenans, dont un tiers à Nous, un tiers
à l'Hôtel-Dieu de Paris, & l'autre tiers audit
Exposant, ou à celui qui aura droit de lui,
& de tous dépens, dommages & intérêts ;
A LA CHARGE que ces Présentes seront en-
registrées tout au long sur le Registre de la
Communauté des Imprimeurs & Libraires de
Paris, dans trois mois de la date d'icelles ;
que l'impression dudit Ouvrage sera faite dans
notre Royaume & non ailleurs, en bon pa-
pier & en beaux caracteres, conformément
aux Réglemens de la Librairie, & notam-
ment à celui du dix Avril mil sept cent vingt-
cinq, à peine de déchéance du présent Pri-

vilege ; qu'avant de l'expofer en vente, le manufcrit qui aura fervi de copie à l'impreffion dudit Ouvrage, fera remis dans le même état où l'approbation y aura été donnée, ès mains de notre très-cher & féal Chevalier, Chancelier de France, le Sieur DE LAMOIGNON, & qu'il en fera enfuite remis deux Exemplaires dans notre Bibliotheque publique, un dans celle de notre Château du Louvre, un dans celle de notredit Sieur DE LAMOIGNON, & un dans celle de notre très-cher & féal Chevalier, Chancelier de France, le Sieur DE MAUPEOU : le tout à peine de nullité des Préfentes ; DU CONTENU defquelles VOUS MANDONS & enjoignons de faire jouir ledit Expofant & fes ayans caufes, pleinement & paifiblement, fans fouffrir qu'il leur foit fait aucun trouble ou empêchement. VOULONS que la copie des Préfentes, qui fera imprimée tout au long, au commencement ou à la fin dudit Ouvrage, foit tenue pour dûment fignifiée, & qu'aux copies collationnées par l'un de nos amés & féaux Confeillers, Secrétaires, foi foit ajoutée comme à l'original. COMMANDONS au premier notre Huiffier ou Sergent fur ce requis, de faire pour l'exécution d'icelles tous Actes requis & néceffaires, fans demander autre permiffion, & nonobftant clameur de Haro, Charte Normande, & Lettres à ce contraires : CAR tel eft notre plaifir. DONNÉ à Paris le dix-huitieme jour du mois de Juin l'an de grace mil fept cent foixante-fix, & de notre Regne le cinquante-unieme.

PAR LE ROI EN SON CONSEIL.
Signé LEBEGUE.

Regiſtré ſur le Regiſtre XVII. de la Chambre Royale & Syndicale des Libraires & Imprimeurs de Paris, N°. 308, fol. 2. conformément au Réglement de 1723. A Paris le 17 Juillet 1766.

DESPILLY, Adjoint.

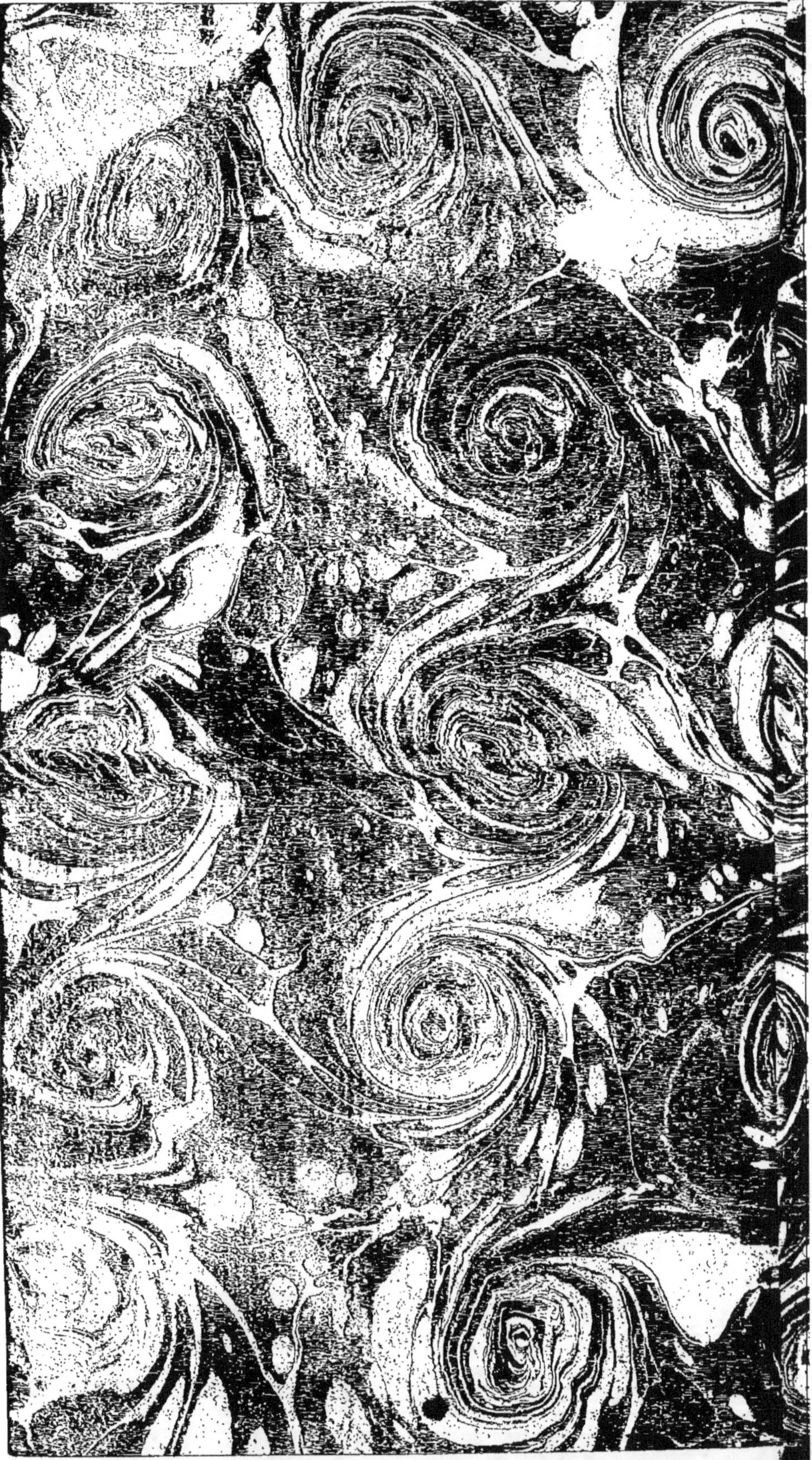

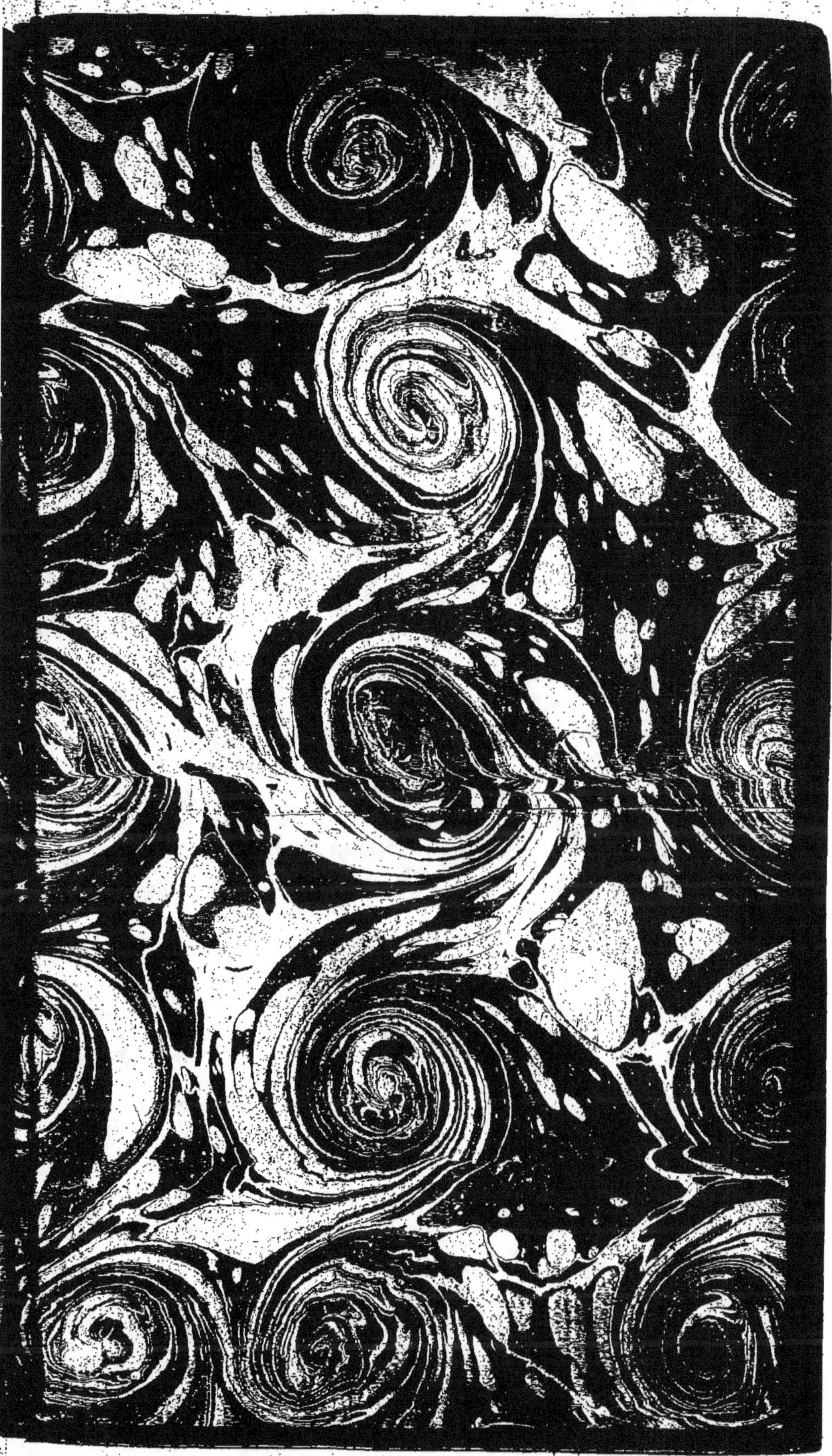

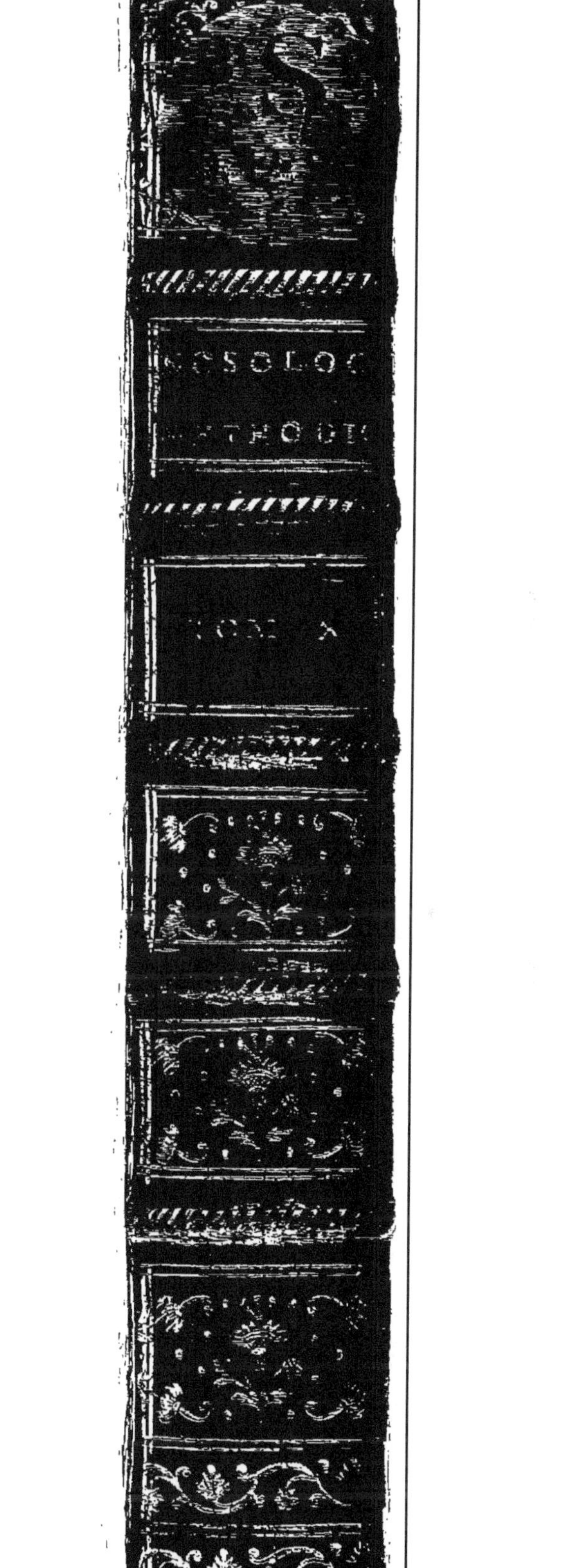
NOSOLOG
METHODI
TOM X

www.ingramcontent.com/pod-product-compliance
Lightning Source LLC
Chambersburg PA
CBHW051225050726
47594CB00001B/38